alt werden – beweglich bleiben

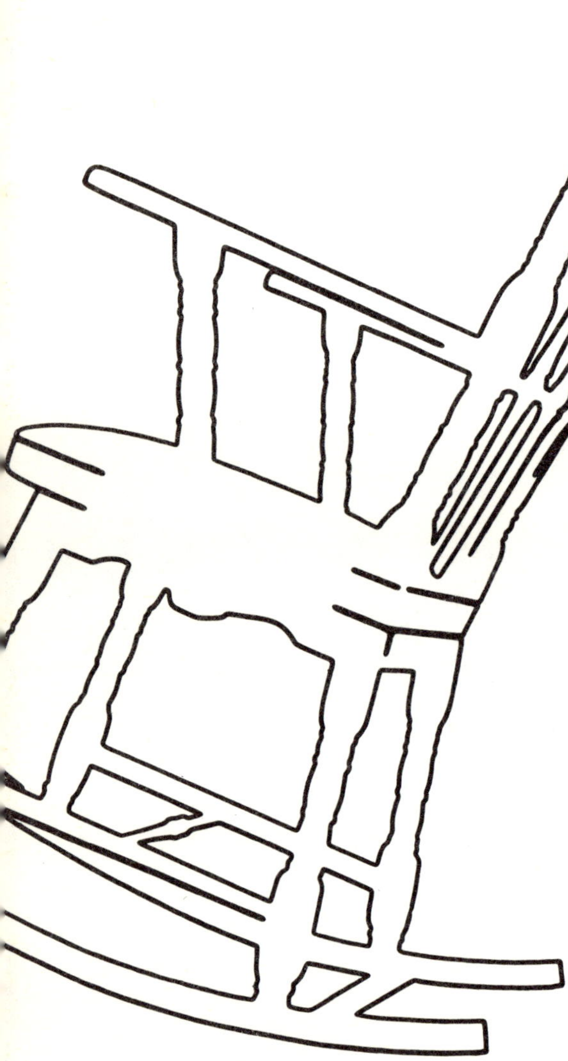

alt werden – beweglich bleiben

Leibesübungen als Altershilfe – ein ärztlicher und sportlicher Leitfaden für Senioren

Brigitte Becker, Sozialpädagogin, grad.
Dr. Dr. med. Eberhard Brügmann, Sportarzt
Ilse Tutt, Tanzpädagogin

ISBN 3-921496-13-6
1. Auflage Oktober 1977

herausgegeben vom
Verlag gruppenpädagogischer Literatur
6393 Wehrheim 1

Druck: Universitätsdruckerei H. Stürtz AG., Würzburg
Gestaltung: Hans-H. Seel, Veitshöchheim
Fotos: Brigitte Becker, Willy Berner, KNA-Bild

Vorwort

Dieses Buch soll Senioren zur körperlichen Betätigung anregen. Wir wissen heute, daß es dafür nie zu spät ist.

Im Mittelpunkt steht eine altersgemäße Gymnastik, die von Brigitte Becker (Sozialpädagogin, grad.), zusammengestellt worden ist. Die ganzheitliche Methode soll Körper, Geist und Seele ansprechen. Übungen zur Spannung und Entspannung harmonisieren den Menschen. Eine wertvolle Ergänzung ist der Seniorentanz, der neben der körperlichen Betätigung ein hohes Maß an Lebensfreude vermittelt. Ilse Tutt (Tanzpädagogin) beschreibt diese geselligen Tänze, die durch Partnerwechsel besonders gemeinschaftsfördernd sind.

Andere Sportarten, sowie die sportmedizinische Begründung im Hinblick auf ein gesundes Alter, bespricht Dr. Dr. med. Eberhard Brügmann (Sportarzt).

Wichtige Randgebiete, wie Abhärtung, Ernährung, Urlaub u. a., stehen damit in unmittelbarem Zusammenhang.

Es ist versucht worden, von drei verschiedenen Gesichtspunkten aus ein einheitliches Bild für den Seniorensport zu schaffen. Das Ziel soll der aktive, frohe Mensch auch im höheren Alter sein.

Die vor den einzelnen Kapiteln des Buches eingefügten Autorenporträts sollen dem Leser den notwendigen intensiven Kontakt zu den folgenden Ausführungen geben und die Anonymität zwischen Autor und Leser gerade in solchen Sachbüchern aufheben.

Dieses Buch will auch Anstoß sein für weitere Aktivitäten in der Seniorenarbeit. Sollten Anregungen aus dem Leserkreis kommen: Beim Verlag gruppenpädagogischer Literatur wird nichts davon unter den Tisch fallen. Sowohl die Autoren als auch unsere Verlagsmitarbeiter wollen das Thema „Seniorenarbeit“ als ständige Diskussion weiterführen und, wenn erforderlich, durch weitere Veröffentlichungen erweitern.

Inhaltsübersicht

Ausführliche Inhaltsangaben finden Sie
jeweils am Anfang der Teilabschnitte.

Erster Teil

Seniorensport aus der Sicht des Mediziners

von Dr. Dr. med. Eberhard Brügmann,
Sportarzt

Der Autor des Ersten Teiles: „Seniorensport aus der Sicht des Mediziners“

Dr. Dr. med. Eberhard Brügmann, Sportarzt

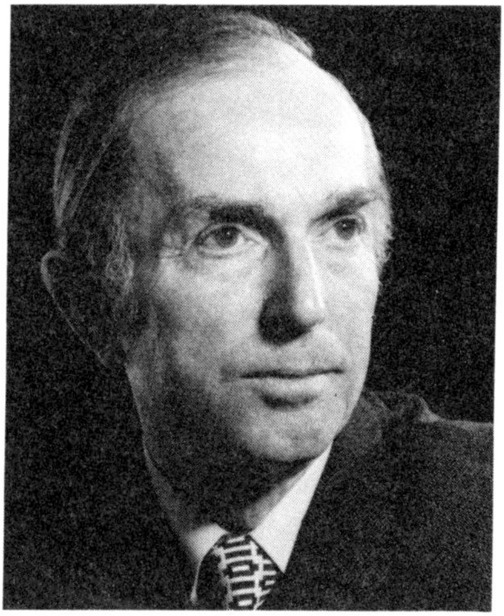

Dr. Dr. med. Eberhard Brügmann, Sportarzt, sieht in den Leibesübungen eine gute Hilfe für das Alter. Er kennt auch die große Anzahl derer, die noch abseits stehen. Sein Anliegen ist es, diese zu gewinnen. „Für den Anfang ist es nie zu spät.“ In zahlreichen Altenklubs und -Heimen, Tagesstätten, in Fortbildungsseminaren, in Volkshochschulen und Kneipp-Vereinen bemüht er sich, durch Vorträge und praktische Übungen den Nutzen der körperlichen Bewegung und die Freude, die daraus entsteht, erleben zu lassen.

Dr. Brügmann ist Jahrgang 1908. Nach praktischer und wissenschaftlicher Arbeit als Apotheker und Volkswirt (1934 Dr. rer. pol.) absolvierte er ein medizinisches Studium (1942 Dr. med.) Anfang der 20er Jahre begann er seine sportliche Tätigkeit (Leichtathletik, Schwimmen, Turnen, Skilauf, verschiedene Spiele, Gymnastik, Wandern u. a.), die er auch heute noch regelmäßig ausübt. Dr. Brügmann errang mehrere Meisterschaften auf Landes- und Universitätsebene in mittleren und langen Laufstrecken.

Als Sportarzt nahm er 1972 an den Olympischen Spielen in München teil. Innerhalb des wissenschaftlichen Beirates des Deutschen Sportbundes – „ad hoc“ Kommission „Sport für den alternden Menschen“ und als Mitglied der „ad hoc“ Kommission „Leibesübungen als Altershilfe“ des Deutschen Turnerbundes – ist er mit allen Problemen dieses Gebietes vertraut.

In vielen Veröffentlichungen hat er zu sportmedizinischen Themen Stellung genommen (Näheres siehe Literaturverzeichnis).

Inhalt des Ersten Teiles

Einleitung

Mein Beitrag in diesem Buch bildet die Fortsetzung und Ergänzung meines Buches „Sport für ältere Menschen“. Langjährige praktische Erfahrungen haben ergeben, daß man bei körperlicher Betätigung unserer Senioren unterscheiden muß zwischen „älteren“ und „alten“ Menschen. Zwar sind die Übergänge fließend, aber eine Übersicht wie diese sollte auch die Grenzen klar werden lassen.

Wann das Alter beginnt, ist eine Streitfrage, bei 40, 50, 60 Jahren oder etwa mit der Pensionierung. Man ist so alt, wie man sich fühlt. Das Altern läuft nicht gleichmäßig ab. Man muß einen Unterschied zwischen dem kalendarischen und biologischen Alter machen. Dabei können Differenzen von 10–15 Jahren bestehen. Bei der Belastung durch körperliche Tätigkeit muß daher möglichst jeder individuell eingestellt werden. In jedem Alter sind noch Leistungsreserven vorhanden, bei Senioren aber den Jüngeren gegenüber herabgesetzt. Auch die Psyche muß beachtet werden. „Optimisten“ trauen sich mehr zu, als „Pessimisten“. Bei indifferenten und ablehnenden Charakteren sollte vor Beginn der körperlichen Betätigung immer richtige Aufklärungsarbeit geleistet werden (Steinmann). Auch ist es nicht abwegig, die Frage des Sports bei alten Menschen unter dem Gesichtspunkt „Altenbildung“ zu sehen. Positive Eigenschaften erleichtern die Bewältigung des Alterungsprozesses. Es zeigt sich dabei, daß die Bildungsquellen, die in der Jugend vorhanden waren, bis ins Alter nachwirken. Für alle, die hier etwas versäumt haben, sei aber zum Trost gesagt, daß es nie zu spät ist, Neues zu entdecken und dabei neue Gebiete kennen zu lernen.

Die beste Zeit des Lebens, so lautet die Erfahrung vieler, liegt in den endlich errungenen Jahren der Selbstverwirklichung, von sechzig an aufwärts. Wissenschaftliche Untersuchungen haben ergeben, daß es biologisch ohne weiteres möglich ist, mindestens bis zum 80. Lebensjahr

eine regelmäßige und sinnvolle Tätigkeit auszuüben. Die Gerontologie hat erkannt:
Innere Leere, Kontaktlosigkeit, Einsamkeit, Apathie, Resignation und Lebensunlust sind Stufen, die den Sterbeprozeß einleiten.

Die meisten Menschen kapitulieren zu früh.

Durch dieses Buch sollen Senioren aller Altersklassen, die in Altenheimen und Wohnstiften leben, oder Clubs und Tagesstätten besuchen, angeregt werden, ihre bisher vielleicht unbekannten Fähigkeiten zu entwickeln, um ihren Lebensabend zu verbessern und ihren Bewegungsraum zu vergrößern. Keiner sollte den Mut verlieren, wenn anfangs die Übungen nicht gut gelingen. Alte Menschen lernen oft scheinbar nur deshalb schlechter, weil sie langsamer reagieren und mehr Zeit zum Erfassen einer neuen Aufgabe benötigen. Auch im Alter braucht man Abwechslung und Anregung im täglichen Einerlei, da der Beruf durch den Ruhestand weggefallen ist. Spiel und Sport sollten aber nicht nur wegen ihres Gesundheitswertes betrieben werden, sondern auch um eine Lebenshilfe für die 3. Lebensphase zu gewinnen (Döring). Körperliche Betätigung verhindert ein vorzeitiges Altern. Aber der Alterssport sei nicht nur Arznei, sondern auch Vergnügen. Freude an der Bewegung und der Wille, sich körperlich in Form zu halten, lassen den Menschen so 20 Jahre länger jung bleiben. Alte Menschen können durch nichts so gefördert werden, wie dadurch, daß man sie fordert, ihnen etwas zutraut und ihnen auch etwas zumutet.

Umfragen ergaben für die Wertigkeit körperlicher Betätigung im Alter
1. Freude
2. Vorbeugung gegen Alter und Krankheit
3. gesellige Wirkung.

Daß ein Mensch sich gesund fühlt, in Eintracht und Harmonie mit sich und seinen Möglichkeiten in dieser Welt leben kann, ist ein Geschenk, das er sich selber machen muß. Nicht wenigen gelingt es, ihrem Leben Sinn und Gewinn zu geben. Alt werden ist ein Naturgesetz und keine Schande. Aber es kommt nicht darauf an, wie *alt* man ist, sondern *wie* man alt ist.
Es leben mehr als 12 Millionen Menschen über 65 Jahren in der Bundesrepublik Deutschland. Außer dem Leistungs- und allgemeinen Breitensport hat man sich aber von öffentlicher Seite um die alten Menschen bisher viel zu wenig gekümmert und von Ausnahmen abgesehen, ihnen keine artgemäßen Bewegungsarten angeboten. Mögen diese Zeilen zur Verwirklichung beitragen.

Gesundheitsbewußtsein

Nicht Vorsorge (Krebs, Diabetes etc.), sondern Erziehung zum gesundheitsbewußten Leben muß in den Vordergrund gestellt werden. Wenn früher gesundheitliche Aufklärung vor allem auf Verhütung von Krankheiten zielte, muß sie jetzt zusätzlich das gesundheitliche „Normalverhalten“ erfassen. Nur dann kann der drohende finanzielle Zusammenbruch unseres Gesundheitssystems vermieden werden. Jeder muß so gesundheitsbewußt leben, daß ein Teil der Krankheiten verhindert werden kann.

In der Neuzeit haben Ärzte und auch Laien (Kneipp u. a.) immer wieder Gesundheitslehren zur Verhütung von Krankheiten vermittelt. Mit Gesundheitserziehung sollte man möglichst schon in der Jugend beginnen, aber auch im Alter ist es nicht zu spät. Lebenskundeunterricht und Gesundheitsausstellungen mit Testmöglichkeiten (Auge, Ohr, Blutdruck, Puls etc.) bieten an vielen Orten Anregungen zur natürlichen Lebensweise. Der moderne Gesundheitserzieher darf aber nicht nur auf Behandlung von Krankheiten eingestellt sein. Er muß vielmehr Bewahrer der Gesundheit werden. Vor allem die Ärzte sollten sich mehr als bisher dafür einsetzen, aufklärend in allen Schichten der Bevölkerung zu wirken. Schon im Altertum hat der griechische Denker Demokrit (460 v. Chr.) festgestellt:

„Die Menschen erbitten sich Gesundheit von den Göttern. Daß sie aber selbst Einfluß auf ihre Gesundheit haben, wissen sie nicht.“

In diesem Rahmen nimmt körperliche Aktivität einen hervorragenden Platz ein.

Lebenserwartung

Wir verdanken die sprunghafte Verlängerung der Lebenserwartung vor allem der ärztlichen Entwicklung und Forschung. Damit sieht sich die Medizin neuen Problemen gegenüber, denn es gilt nicht nur das Leben zu verlängern, sondern es müssen die Voraussetzungen geschaffen werden, die gewonnenen Lebensjahre lebenswert zu gestalten. Jedoch bewirken heute noch Krankheiten, wie vor allem Arteriosklerose der verschiedenen Organe und Krebs, einen vorzeitigen Tod. Statistisch wurde errechnet, daß die „natürliche“ Lebensdauer des Menschen zwischen 110 und 120 Jahren liegt. Voraussetzungen für sehr hohes Alter liegen in guter Erbmasse, Erhaltung geistiger Fähigkeit bei geringfügiger Gehirnsklerose, Fehlen von lebensbedrohlichen Risiken und ein auf Sparflamme eingestellter Organismus.

Der alte Mensch muß mitarbeiten, sich vor früher Senilität zu bewahren. Er muß wissen und überzeugt werden, daß sein Verhalten, seine Lebensweise normal bleiben können, wenn er Interesse an der Umwelt behält oder zurückgewinnt und sich aktiv betätigt. Zur Aktivität gehören alle körperlichen Übungen und Bewegungen, die nach Ansicht des Arztes für den alten Menschen möglich sind, und es gehört dazu das bewußte Bemühen, Denken und Gehirnarbeit nicht einschlafen zu lassen. Alte Geschicklichkeiten können dabei vervollkommnet werden. Erhebungen in Deutschland ergaben eine Reihe von Gemeinsamkeiten bei über 100 Jahre alten Senioren:

Sie hatten einen normalen oder niedrigen Blutdruck.
Sie waren schlank.
Sie aßen mäßig und wenig.
Sie waren zu 75% Nichtraucher.
Sie tranken wenig Alkohol.
Sie führten ein einfaches Leben.
Sie hatten ein Hobby.
Sie waren Optimisten.
Sie fühlten sich in der Familie oder einer anderen Gemeinschaft geborgen.

Risikofaktoren

Risikofaktoren sind nach der Weltgesundheitsorganisation „Eigenschaften oder Umstände, die mit erhöhtem Risiko verbunden sind, um einen Krankheitsprozeß auszulösen". Damit kann man sie auch als Schrittmacher des Alters bezeichnen. Es ist offenbar immer noch zu wenig bekannt, welch große Bedeutung sie in der modernen Welt haben.

Es handelt sich dabei im einzelnen um:

Übergewicht *Rauchen* *mangelnde Bewegung* *Streß*	} *kann man selbst ausschalten*

erhöhten Blutdruck *erhöhten Blutfettgehalt* *Diabetes (Zuckerkrankheit)* *Gicht*	}	*hier muß der Arzt helfen*
Erbanlagen	}	*hier kann keiner helfen*

Übergewicht

Erstaunlicherweise wird in breiten Kreisen immer noch diskutiert, ob „Dicksein“ gesund oder schädlich ist. Es ist heute nicht mehr ein Zeichen der „Armen“, mager, und der „Reichen“, dick zu sein. Besonders der Risikofaktor „Übergewicht“ ist unter den sozial schwächeren Schichten weiter verbreitet als in den sogenannten „oberen Schichten“. In den letzten Jahren hat sich die Gewichtszunahme nicht nur bei den Jugendlichen, sondern auch vor allem bei älteren Menschen gesteigert. Oft beruht dieser Zustand auf Fehlern der Ernährungsgewohnheiten oder auf Mangel an richtiger Aufklärung. In den Notzeiten der beiden Weltkriege sowie der Nachkriegszeit wurde das Gewicht der Dicken immer normaler. Aber heute sind wieder 25–30% unserer Bevölkerung übergewichtig.

Rauchen

Jeder Mensch sollte in der Lage sein, das Rauchen einzustellen. Der Grund für die bisher geringen Erfolge in der Aufklärung ist vielleicht das schlechte Beispiel, das Männer und Frauen des öffentlichen Lebens, vor allem im Fernsehen, täglich geben. Auf Unterschiede des Rauchens soll nicht eingegangen werden. Sicher sind 50 Zigaretten am Tag ungleich schädlicher als am Abend eine Zigarre. Darum sind Zigarettenraucher auch häufiger vom Herzinfarkt bedroht als Pfeifen- oder Zigarrenraucher. Man führt dies auf die verschiedenen Temperamente der beiden Rauchergruppen zurück. Während es sich bei Pfeifenrauchern meist um ruhige und ausgeglichene Menschen handelt, sind Zigarettenraucher oft hektisch und nervös. Höchst bedauerlich ist vor allem, daß der Nichtraucher in geschlossenen Räumen gezwungen ist, passiv mitzurauchen. Raucher sterben vielfach früher als Nichtraucher an Herzinfarkt und Koronarsklerose, chronischer Bronchitis und Lungenblähung, Krebs der Lunge, der Lippen, der Mundhöhle, des Rachens, des Kehlkopfes, der Speiseröhre, der Bauchspeicheldrüse, der Nieren und Harnblase, an Magen- und Zwölffingerdarmgeschwüren, an Gehirnschlag und anderen Gefäßkrankheiten. In den Altersgruppen zwischen 35 und 59 Jahren sterben doppelt so viel Raucher wie Nichtraucher. Ein starker Raucher verkürzt sein Leben im Durchschnitt um mehr als acht Jahre. Raucher sterben um so früher, je eher sie mit dem Rauchen angefangen haben, je häufiger sie rauchen, je mehr sie „auf Lunge" rauchen. Mindestens 50 000 Bundesbürger sterben Jahr für Jahr vorzeitig, nur weil sie rauchen! Körperliche Aktivität kann einen Teil der Raucherschäden ausgleichen. Der körperlich aktive Nichtraucher ist aber in jedem Fall dem rauchenden oder nichtrauchenden „Faulpelz" überlegen.

Mangelnde Bewegung

Viele Risikofaktoren, wie Übergewicht, erhöhter Blutfettgehalt, Diabetes und Gicht traten früher nicht auf, da die Nahrung durch körperliche Arbeit in den meisten Berufen vollständig abgebaut wurde. Sitzende Tätigkeit und allzu bequeme Verkehrsmittel (Auto) haben die gesunde Beweglichkeit im modernen Leben weitgehend eingeschränkt. Untersuchungen bei Eisenbahnern (Schaffner : Lokführer), Postbeamten (Briefträger : Schalterbeamte) oder Omnibusfahrern (Schaffner : Fahrer) zeigten, daß die körperlich aktive Gruppe deutlich geringere Erkrankungen vor allem an Herzinfarkten aufwies als die Gruppe mit sitzender Tätigkeit. Körperliche Betätigung, möglichst in frischer Luft, ist das beste Gegenmittel.

Streß

Streß, wörtlich Schlag, bedeutet Alarm oder Verteidigungsbereitschaft eines Organismus gegenüber verschiedenartigen Einflüssen von außen. Da der Körper anfänglich meist nicht genügend hierauf eingestellt ist, kommt es zu Schäden: Störungen der Schlaf-Wach-Funktion, des Antriebes, der Reizbarkeit und Stimmung. Der Arzt sollte immer versuchen, die auslösenden Gründe festzustellen. Trotzdem muß die Frage gestellt werden, ob wir ohne Streß überhaupt leben können. Der Sozialstreß ist am bekanntesten, d. h. berufliche Überforderung der physischen und psychischen Regulation. Arbeit allein, auch im Übermaß, verursacht noch keinen Streß. Lustbetonte Arbeit, die fröhlich erledigt wird, führt nicht zur Erschöpfung (Junge-Hülsing). So sehen wir, daß

Streß zwar Prestige, aber auch Gefährdung und Risiko bedeutet, ein Problem unserer Fortschrittsgesellschaft. So sehr Streß ein echter Risikofaktor ist, so kann eine gewisse Belastung geradezu einen zusätzlichen Anstoß geben, das beste aus sich herauszuholen. Aber: wenn der Anstoß zu groß ist, kann dies den entgegengesetzten Effekt auslösen. Der Mensch wird überdreht und die Konzentrationsfähigkeit läßt nach. Entscheidend für die positiven Effekte ist also eine Dosierung, die dem Organismus eine Anpassung erlaubt. Körperliches Training hat sich als erfolgreich erwiesen, die negativen Auswirkungen des Streß im Alltag zu überwinden, indem die Widerstandskraft des Organismus gesteigert wird.

Erhöhter Blutdruck

Jeder ältere Mensch, vor allem wenn er zum Hochdruck neigt, sollte regelmäßige Kontrollen durchführen lassen. Hoher Blutdruck wird oft jahrelang übersehen, da er anfangs keine Schmerzen macht. Er ist in vielen Fällen die Ursache für schwerwiegende Krankheiten (Angina pectoris, Herzinfarkt, Schlaganfall, Nierenerkrankungen u. a.).

Medikamente, seelische Entspannung und körperliche Betätigung haben dem Hochdruck viel von seinem Schrecken genommen.

Erhöhter Blutfettgehalt

Ohne die Bedeutung einer Diät mit hohem Anteil an ungesättigten Fettsäuren bei allgemein knapper Kohlehydratkost schmälern zu wollen, darf auch die körperliche Betätigung nicht übergangen werden. Hierdurch kann weniger das Cholesterin, aber deutlich das Neutralfett gesenkt werden.

Diabetes (Zuckerkrankheit)

In Zusammenarbeit mit dem Arzt läßt sich heute diese Krankheit gut beeinflussen. Auch die Bewegungstherapie hat dabei ihren Platz. Nach ärztlicher Anweisung ist jede Sportart zweckmäßig, vor allem Ausdauerübungen. Es sollten Sportarten bevorzugt werden, die über das ganze Jahr durchführbar sind. Weitere Angaben finden sich in den folgenden Seiten. Genaue Kontrollen kann jeder selbst leicht durchführen.

Gicht

In den Notzeiten weitgehend vergessen, nimmt die Gicht, d. h. Erhöhung der Bluthamsäure mit zunehmendem Wohlstand, immer mehr zu. Man stirbt nicht daran, aber für viele andere Leiden ist sie eine ernste Begleiterscheinung, z. B. für den Herzinfarkt, oder für die Harnsteinbildung bei entsprechender Veranlagung. Gicht gilt als Wohlstandskrankheit.

Erbanlagen

Das Altern ist zwar weitgehend erbmäßig festgelegt, aber durch vernünftiges Leben und richtiges Verhalten beeinflußbar.

Bei Vorliegen mehrerer Risikofaktoren nimmt die Gefahr einer Erkrankung immer um ein mehrfaches zu. Z. B. zwei Faktoren verdoppeln nicht die Gefahr, sondern vervierfachen sie. Schon Hippokrates wußte:

„Die Krankheiten befallen uns nicht aus heiterem Himmel, sondern entwickeln sich aus täglichen kleinen Sünden wider die Natur. Wenn diese sich gehäuft haben, wird die Krankheit offenbar."

Training

Der alte Mensch muß sich, sofern er sich körperlich betätigen will, mit dem Begriff „Training" auseinandersetzen. „Training" ist nicht nur sportlich, etwa im Sinne des Leistungssportes, zu verstehen. In seinem ursprünglichen Sinn, d. h. in der noch nicht sportlich gedeuteten Form, bedeutet „to train" üben und ziehen, im Sinn von auf- und er-ziehen. Nach Hollmann ist sportliches Training auch für funktionell und organisch beeinträchtigte Personen geeignet, die körperliche Leistung zu steigern. Je früher man damit anfängt, desto besser, denn im höheren Alter, etwa mit dem 8. Lebensjahrzehnt, beginnt die Anpassung des menschlichen Organismus zu erlöschen. Aber leider gibt es in unseren Tagen immer noch Ärzte, die aus übergroßer Vorsicht raten, alte

Menschen nur dann körperlich aktiv zu beschäftigen, wenn sie völlig gesund und noch nicht zu alt sind.

Demgegenüber kann man sagen, daß unter ärztlicher Kontrolle Menschen bis ins hohe Alter die für sie geeignete körperliche Betätigung ausüben dürfen. Für jeden sollte daher regelmäßiges Üben ebenso zur täglichen Hygiene gehören wie allgemeine Körperpflege. Man darf allerdings nicht erwarten, daß im höheren Alter dadurch organische Veränderungen noch behoben werden können, aber Erhaltung der verbleibenden Kräfte ist oft noch erreichbar. Allen Erfahrungen nach ist der Organismus auch im fortgeschrittenen Alter so anpassungsfähig, daß auch ein 70–80jähriger noch auf einen Trainingsreiz reagiert.

Es ist ein biologisches Grundgesetz: Optimale Strukturerhaltung hängt von einem Minimum an regelmäßiger Beanspruchung ab. Dennoch darf Training nicht als Mittel aufgefaßt werden, im Handumdrehen hundert Jahre alt zu werden. Es verlängert das Leben wahrscheinlich nur indirekt durch Abwehr vorzeitiger Degenerationsprozesse. Die Lebensjahre werden aber ganz entschieden attraktiver.

Es hat sich eingebürgert, bei den einzelnen Sportarten verschiedene Trainingsformen zu unterscheiden.

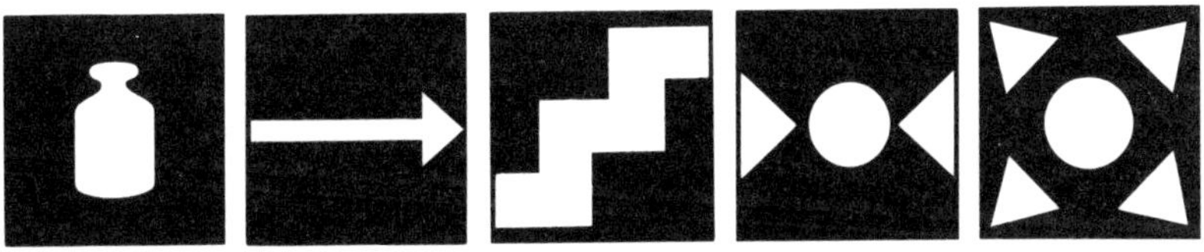

Kraft *Schnelligkeit* *Ausdauer* *Koordination* *Flexibilität*

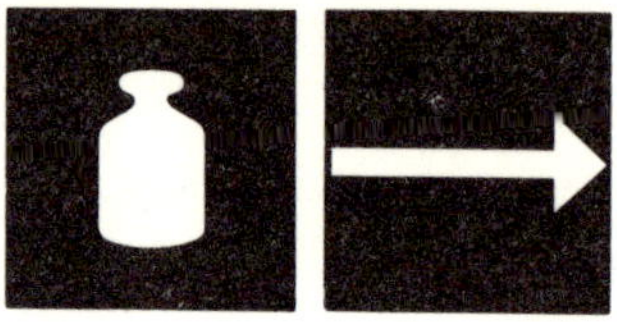

Kraft und Schnelligkeit

Kraft und Schnelligkeit können übergangen und sollten bei allen Sportarten im höheren Alter vermieden werden. Kraftübungen, wie Liegestütze, Klimmzüge, Expander ziehen u. a. führen nicht nur zu einer Überlastung des Bewegungsapparates, vor allem der Knie- und Ellenbogengelenke und der Arm- und Beinmuskulatur, sondern auch zu einer Preßatmung, bei der mehr oder minder stark arteriosklerotisch veränderte Gefäße gefährdet werden. Eine Ausnahme macht vielleicht der Gebrauch des Baligerätes in der für das Alter angepaßten Stärke, da hier auch der Kreislauf günstig beeinflußt wird.

Das isometrische Muskeltraining hat unter Umständen eine gewisse Bedeutung.

Als praktisches Beispiel:

Stehen im Türrahmen, Arme heben und gegen den Rahmen pressen. Oder: Die Sessellehne mit den Händen umfassen und so fest wie möglich zusammendrücken. So können Stühle, Tische, Papierkörbe usw. als „Sportgeräte“ dienen. Schon wenige Minuten des Trainings täglich verbessern die Muskelleistung. Dieses Training kann man auch als eine statische Methode der Gymnastik zur Ergänzung anderer Bewegungsformen bezeichnen. Genaue Anweisungen für einzelne Muskelgruppen, wie z. B. des Halses, der Arme, Hände, Beine, Füße, des Rumpfes usw. können in der Spezialliteratur nachgelesen werden (Hettinger). Der Nutzen für die Stärkung des Herz- und Kreislaufsystems ist aber nur gering.

Durch Preßatmung auftretende Schäden können vermieden werden, wenn während der Anspannung gepfiffen, gesummt oder laut gezählt wird. Isometrisches Training soll nicht überbewertet und im Alter nur kurzfristig zur Anwendung kommen, ist aber als Übergang zu dynamischem Training geeignet. Die Übungen haben nur einen Sinn, wenn ein dynamisches Ausdauertraining noch nicht zugemutet werden kann. Für die Nachbehandlung bei Lähmungen durch Schlaganfälle ist es eine wertvolle Unterstützung (Hollmann).

Ausdauer

Auch bei Senioren ist das Ausdauertraining von besonderer Bedeutung für den menschlichen Organismus, d. h. vor allem Herz und Kreislauf. Begrenzt wird es durch den Zustand des Gefäßsystems. Die alte Weisheit: „*Der Mensch ist so alt wie seine Gefäße*“, hat immer noch Gültigkeit.

Wer in der Lage ist, auch im höheren Alter noch gewisse Formen des Ausdauertrainings, wie Tanzen, Schwimmen, Wandern, Radfahren oder gar Laufen, vielleicht in Form des amerikanischen Jogging (Traben) zu betreiben, hat für Herz und Kreislauf dauernden Gewinn. Später begonnenes Training verbessert zwar nicht immer die Leistung, aber hält die Leistungsfähigkeit zumindest für längere Zeit konstant. Der normale Knick liegt dann nicht, wie üblich, bei 50 Jahre, sondern sehr viel später. In einem Großversuch der Sporthochschule Köln wurde für 55–70jährige Männer ein Training in Ausdauerübungen durchgeführt, wobei die Teilnehmer oft die Leistungen von 20 Jahre Jüngeren erreichten.

Koordination

Unter Koordination verstehen wir das Zusammenwirken von Nervensystem und Muskulatur innerhalb eines Bewegungsablaufes. Jeder Mensch kennt dafür Beispiele in seinem Leben. Im Vorteil ist derjenige, der sich schon früher entsprechend betätigt hat. Aber auch im höheren Alter kann man es ohne allzu große Belastung lernen. Hierfür zwei Beispiele:

Wer früher schon radfahren oder schwimmen konnte, wird es auch im Alter nicht verlernt haben. Da jede Bewegung mit guter Koordination weniger Energie erfordert als ein schlechtes Zusammenspiel der Muskeln und Nerven, ist derjenige, der früher Sport getrieben hat, im Vorteil, wobei sogar Herz und Atmung weniger belastet werden (Steinmann). Auf Grund einer schlechten Funktion der Muskeln kann es immer zu Fehlleistungen und Unsicherheiten kommen. Bei sportlicher Tätigkeit (Gymnastik, Tanz, Spiel) wird die anfängliche Ungeschicklichkeit jedoch durch regelmäßige Übung koordiniert, d. h. verbessert. Aber man sollte Senioren auf Grund ihrer langsameren Reaktionsbereitschaft dazu ausreichend Zeit lassen. Derartige Übungen helfen auch, den Anforderungen des Alltags besser gewachsen zu sein. Es wird Freude an der Bewegung gewonnen und Angst abgebaut. Oft ergeben sich hierdurch sogar erst die Voraussetzungen zur Erhöhung der Ausdauerleistung. Zusätzlich wird nicht selten die geistige Beweglichkeit gefördert.

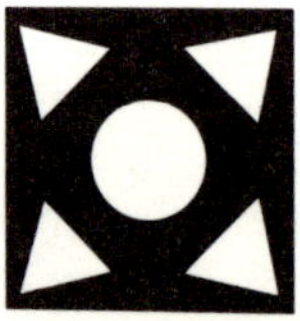

Flexibilität

Spiele, Gymnastik und andere geeignete Sportarten erhöhen die Flexibilität.

Die Gelenke der Wirbelsäule, Beine und Füße samt der dazu gehörenden Muskulatur werden gelockert und gefestigt, ähnlich verhält es sich auch beim Hals-, Nacken- und Schultergürtel. Abnutzungserscheinungen des Knochen- und Bändersystems wird vorgebeugt,

geeignet

bedingt geeignet

wenig geeignet

Für „Ort“ und „Jahreszeit“ bedeutet daß diese Sportart praktisch an jedem Ort und zu jeder Jahreszeit ausgeführt werden kann.

Sportarten

Eine Übersichtstabelle soll auf einen Blick die Bewertung für den altersgerechten Sport erläutern.

Sie hat sicher gewisse Mängel, da jede Schematisierung unvollkommen ist. Außerdem mußte sie auf wenige Daten beschränkt werden. So sind alle die Sportarten nicht berücksichtigt, die im höheren Lebensalter nicht optimal sind.

Symbol und Bezug	Gehen, Wandern, Laufen	Schwimmen	Radfahren	Paddeln, Rudern	Tanzen	Gymnastik	Tisch-, Ring-, tennis, Federball	Boccia, Golf, Krocket	Kegeln
Ausdauer	●	●	●	●	●	◐	●	◐	◐
Koordination	◐	◐	◐	◐	●	●	●	●	●
Schnelligkeit	○	○	○	○	○	◐	◐	○	○
Kraft	◐	◐	◐	◐	○	◐	○	○	◐
Ort	●	○	◐	○	●	●	●	◐	○
Jahreszeit	●	◐	●	○	●	●	◐	○	●
Alter	●	●	●	◐	●	●	●	●	●
Schwierigkeit	●	●	●	●	●	●	●	●	●
Verletzungsgefahr	●	●	●	●	●	●	●	●	●

Bevor wir uns mit den einzelnen Sportarten beschäftigen, müssen einige grundsätzliche Bemerkungen gemacht werden:

Alle Übungen sollten

einfach und leicht erlernbar und
klein an Zahl sein,
ohne aufwendige Hilfsmittel betrieben werden,
möglichst viele Organe des Körpers ansprechen.

Wenn jahrelang keinerlei Sport oder körperliche Bewegung betrieben wurde, ist langsames Beginnen wichtig. Autopolster, Lehnstuhl, Fernsehsessel haben oft den Körper steif werden lassen. Nichts wäre aber verkehrter, als ihn durch plötzlich einsetzendes intensives Training in kurzer Zeit verbessern zu wollen. Muskeln, Gelenke, Herz und Kreislauf dürfen nur allmählich belastet werden. Schnellstarts zu Beginn einer Übungsstunde sind nicht angebracht. Empfehlenswert sind einige leichte gymnastische Übungen zum „Aufwärmen“:

Nicht zu intensiv,
nicht zu schnell,
nicht zu oft,
nicht zu lang.

Der Wert der auf den folgenden Seiten aufgeführten Übungen für die unterschiedlichen Trainingsformen wird durch schwarzen oder grauen Druck der Sympole gekennzeichnet.

geeignet   bedingt geeignet

Spazierengehen

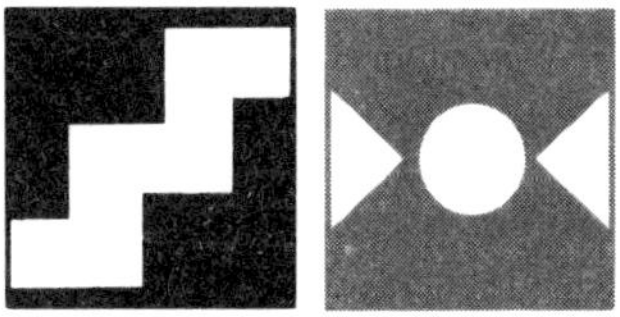

Unser „Fortschritt" findet im Sitzen statt, aber alles ginge viel besser, wenn man mehr ginge. „Von einem, der spazieren geht, kann man niemals sagen, er mache einen Umweg" *(Schopenhauer)*. Wer täglich etwa 1 Stunde geht, kann den Tag über das Sitzen besser aushalten. Beim Spazierengehen kommt es nicht nur auf die frische Luft an. Es bedeutet für unsere Gesundheit und unser tägliches Wohlbefinden viel mehr — wenn man es richtig tut. Man sollte so oft wie möglich auf Fahrzeuge *(Auto, Omnibus, Straßenbahn)* verzichten und jede Gelegenheit, wie etwa den Weg zum Einkauf, zum Gang ins Freie benutzen.

Als Anleitung 3 einfache Regeln:

1. *Ein täglicher Spaziergang von mindestens 30 bis 45 Minuten.*
2. *Je zügiger man geht, desto besser.*
3. *Man muß ein Ziel haben, das in entsprechender Entfernung liegt. Dann gibt man nicht so leicht auf und hat hinterher die Gewißheit, etwas geleistet zu haben.*

Ein Spaziergang ist gewissermaßen eine Mini-Kur für den ganzen Körper. Wer einigermaßen gut zu Fuß ist, sollte die schöne Natur genießen. Beim Spaziergang trifft man nicht selten Bekannte und bekommt Anregungen. Nicht nur der Körper wird dadurch angesprochen, sondern auch der Geist. Erfreulich, daß heute die Einkaufsstraßen in den Städten frei von Autos sind, wodurch die Luft weitgehend rein gehalten wird. Richtig spazierengehen ist eine Kunst, und jeder Spaziergang ein Stück Therapie. Der Körper gewöhnt sich an regelmäßige Bewegung, bis die zunehmende Anpassung eine langsame Steigerung des täglichen Pensums gestattet. Kräftiges Ausschreiten und Schlendergang wechseln einander ab; schrittweise werden Dauer und Tempo erhöht. So legt man schließlich drei bis vier Kilometer stündlich zurück und ist täglich ein bis zwei Stunden unterwegs. Unterschätzen wir nicht das Spazierengehen. Es ist das „tägliche Brot" des Sports im Alter. Wenn auch der einfache Spaziergang keine großen Trainingsfortschritte bringt, so bereitet er doch den Weg dorthin.

Eine interessante Lösung fand man in Hannover, um Anpassungsprobleme im täglichen Leben zu erleichtern und alten Menschen eine größere Sicherheit im Straßenverkehr zu geben. Mit Hilfe ausrangierter öffentlicher Verkehrsmittel (Straßenbahnwagen, Omnibusse) wurden Übungen wie Aus- und Einstieg durchgeführt, und dies später im öffentlichen Verkehr unter Kontrolle fortgesetzt. Dies gab Anreiz, sich öfter als bisher aus der häuslichen Umgebung zu lösen (Rustemeyer). Der Vollständigkeit halber sei auf eine weniger zweckmäßige Form des Spazierganges hingewiesen, den „Kurschritt", jenes geruhsame „Schreiten" durch die Wandelhallen oder Kurparks der Badeorte, untermalt von einem Potpourri der Kurkapelle. Er mag unseren Vorfahren eine erholsame Abwechslung vom beschwerlichen Alltag geboten haben. Eine Waffe gegen das Fernsehfett unserer Tage ist er jedoch nicht.

Wandern

Sicher kommt dem Wandern eine wesentlich größere gesundheitliche Bedeutung zu. Pionierarbeit hat die Stiftung „Goldener Schuh" geleistet, indem sie viele anspornte, sich in frischer Luft zu bewegen. Wer einmal die Vorzüge dieser Bewegungsart kennengelernt hat, sollte regelmäßige Wanderungen unternehmen, wenn möglich wöchentlich und nicht nur einmal jährlich im Urlaub. Man kann dabei, wenn schnell und zügig gegangen wird, sogar Pulssteigerungen erreichen. Bei normalem Tempo, etwa 4 km pro Stunde weniger, aber bei einem Durchschnitt von etwa 5,5 km/Std. ist die Belastung schon fast doppelt so groß, bei ca. 7 km/Std. verdoppelt sie sich nochmals. Auch die Beschaffenheit des Weges spielt eine Rolle (Landstraße, Grasweg, Acker usw.). Die größte Belastung wird aber durch Höhendifferenz, d. h. Steigung, erreicht. Selbst bei kürzerer Streckenlänge kommt es dabei zu durchaus erwünschten Belastungen.

Immer häufiger trifft man in unseren Wäldern Autoparkplätze, von denen gut gezeichnete Rundwege ausgehen. Die Aktion „Parke und wandere" hat in der ganzen Bundesrepublik Schule gemacht. Außerdem werden Gruppenwanderungen mit Führungen in vielen Orten und Erholungszentren veranstaltet.

Bergwandern

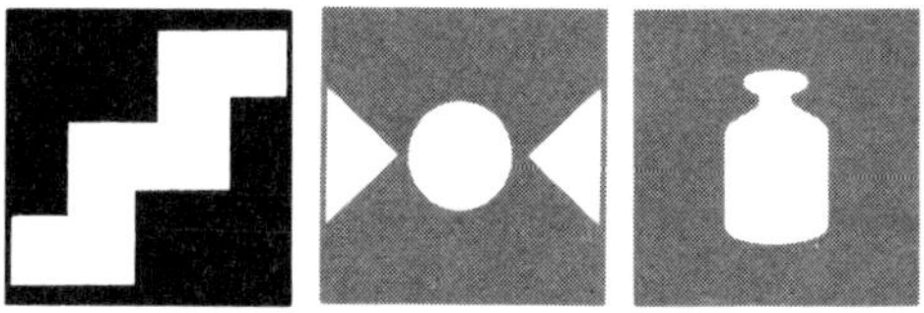

Noch wirkungsvoller als die bisher beschriebenen Arten der Bewegung im Freien ist das Bergwandern (vom Bergsteigen soll hier nicht gesprochen werden).

Es gehört zu den schönsten und erlebnisreichsten Sportarten. Schon vor Jahrzehnten haben Ärzte es zur Therapie, zur Vor- und Nachsorge empfohlen. Beckmann hat die Erfahrungen Oertels, eines Arztes der Münchener Universität, benutzt, um seine Terrainkur in Ohlstadt einzuführen. Es ergab sich, daß diese Art von körperlicher Aktivität anderen Bewegungsmöglichkeiten älterer und alter Teilnehmer vorgezogen wurde. *„Selbst wenn das Wetter schlecht ist, geht die Mehrzahl lieber an die Berghänge und in die Wälder als in die Halle."*

Das Urteil Oertels, 1880 geschrieben, hat noch heute Gültigkeit:

„Die Wirkung der Ersteigung von Bergen bis zu 1000 m Höhe über der Talsohle und darüber ist eine so gewaltige auf das Herz und die Lungen, wie wir keine gleichwertige durch andere Mittel erzielen können. Eine so vollständige Ausgleichung von Zirkulationsstörungen so hochgradiger Art wie in den vorliegenden Fällen ist bis jetzt noch niemals geglückt, und sie zeigt so recht, wie gewaltig Eingriffe in den Organismus und wie weitgehende Rekonstruktion auf physiologischem Wege möglich sind."

Wandern in den Bergen ist eine Sportart, die mit Genuß und Erfolg noch bis ins hohe Alter betrieben werden kann. Immer wieder begegnet man im Hochgebirge rüstigen alten Menschen, die beachtliche Leistungen aufweisen. Sportärzte haben imponierende Gesundheitswerte auch bei älteren Menschen gefunden. Diese gehen aber zum Teil verloren, wenn das Gebirge verlassen und das Leben in der Ebene fortgesetzt wird, zumal auch im Gebirge ständiges Training dazu gehört. Die Tatsache, daß in Höhenlagen der Sauerstoffgehalt in der Luft geringer ist als im Tiefland, hat zur Folge, daß die Atmung verstärkt wird. Vermehrtes und tieferes Atmen gleicht das sonst entstehende Sauerstoffdefizit aus. Kreislauflabile Menschen sind verständlicherweise durch Höhenkrankheit besonders gefährdet und erst nach der Akklimatisierung in den Bergen stellt sich der Erfolg ein. Ferienaufenthalte sind deshalb für diese meist günstiger in mittleren Höhenlagen zwischen 500 und 1500 m.

Störungen können außerdem durch die starke Ultraviolettstrahlung in größeren Höhen entstehen. Es wird dabei unterschieden zwischen akuter und chronischer Bergkrankheit. Letztere befällt vor allen Dingen Menschen jenseits des 40. Lebensjahrs, da die Anpassungsfähigkeit des Organismus dann erheblich nachläßt. Beachten sollte man auch, daß oft Bergaufgehen für Rücken und Beine, sowie für den Kreislauf weniger belastend ist, als Bergabgehen, vor allem bei zunehmender Ermüdung. Die Benutzung eines Stockes oder die Talfahrt mit einer Bergbahn kann Erleichterung bringen.

Traben und Laufen

Bevor man mit dem Laufen beginnt, sollte als nächsthöhere Belastungsstufe nach dem Wandern das Traben oder Jogging stehen. Zwar war es auch schon in Deutschland bekannt, aber so recht volkstümlich wurde es erst, als die Amerikaner es vor allem durch bekannte Politiker, die sich daran beteiligten, populär machten. Jogging ist heute in Amerika ein sportliches Übungsprogramm, das allen Menschen mit einem erheblichen Mangel an körperlicher Bewegung Schutz vor drohenden Herzinfarkten u. a. bieten soll. Aus USA kommt nach dem Jogging-Programm jetzt auch die Kunde von einer weiteren Methode, die „Run for jour life“ genannt wird. Man beginnt mit täglichen Spaziergängen, wobei das Tempo langsam gesteigert wird, bis man imstande ist, ohne das Gefühl der Überanstrengung, 10 Minuten lang in schneller Gangart zu gehen. Danach folgen abwechselnd wenige Schritte im Dauerlauf und in normaler Gangart über einen Zeitraum von täglich 10 Minuten. Es kommt beim Traben und Laufen nicht auf die Geschwindigkeit, sondern auf die Ausdauer an. Das neueste Angebot für den Aktivurlaub sind „Läuferferien“. Zwei deutsche Kurorte, Königsfeld im Schwarzwald und Arolsen in Kurhessen-Waldeck, wenden sich speziell an Dauerläufer und solche, die es werden wollen.

Als Beispiel sei hier nur Königsfeld erwähnt. Der Ort — 800 Meter hoch, jedoch mit einem Netz relativ ebener Wege — wird wegen seines ruhigen Charakters gern von älteren Menschen aufgesucht; das Durchschnittsalter beträgt 60 Jahre. Viermal in der Woche treffen sich Einheimische und Kurgäste zu gemeinsamen Dauerlauf in acht Leistungsstufen. In der Gruppe der absoluten Anfänger läuft jedesmal ein Arzt mit, was auch den siebzigjährigen Läufern ein Gefühl der Beruhigung gibt. Es muß aber betont werden, daß der alte Mensch nur in Ausnahmefällen zur körperlichen Ertüchtigung mehr oder minder lange Laufstrecken absolvieren kann.

Zwar werden innerhalb der „Interessengemeinschaft älterer Langstreckenläufer“ immer wieder Fälle bekannt, in denen Männer und Frauen nach der Pensionierung, also im 7. Lebensjahrzehnt erst mit Lauftrainung beginnen, aber das sind Ausnahmen. Die Zahl derer, die erheblich früher anfangen zu laufen und es bis ins hohe Alter fortsetzen, ist sicher größer. So wird immer wieder von 80–90jährigen berichtet, die lange und längste Strecken, ja Marathonläufe bestreiten. Über alledem sollte die Regel stehen: „Lange langsam laufen“.

Schwimmen

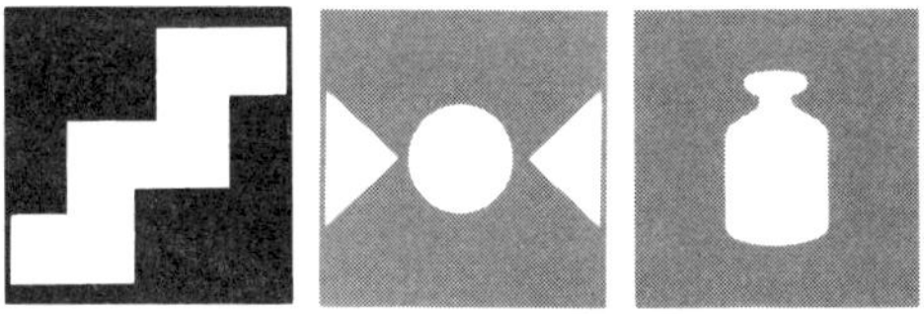

Schwimmen ist eine körperliche Bewegung, die viel Vergnügen macht und oft auch zur Therapie bei verschiedenen Beschwerden genutzt werden kann. Möglichkeiten dazu gibt es heute an fast allen Orten, ja sogar geheizte Freibäder oder gar Hallenbäder sind überall erreichbar. Schwimmen trägt dazu bei, das Nervensystem zu stabilisieren und die Leistungsfähigkeit von Herz, Kreislauf und Lunge zu erhöhen. Übergewichtige und Gehbehinderte können durch den Auftrieb des Wassers entlastet werden. Schwimmen hat den Vorteil, Gelenkbewegungen ohne statische Belastung zu ermöglichen. Nur wenige Sportarten sind hierfür so gut geeignet. Beim Schwimmen kann man wie wohl nirgendwo sonst den Körper strecken und in der gesunden Horizontalen bewegen, nachdem er tagsüber für Stunden sitzen und stehen mußte. Dies ist besonders bei Wirbelsäulenschäden und Arthrosen der unteren Gliedmaßen eine ausreichende und zweckmäßige Beanspruchung. Beachten muß man, daß das Brustschwimmen nicht die ideale Schwimmform ist. Durch Überstrecken der Wirbelsäule (Hohlkreuz) kann es ebenso wie bei Verschleißerscheinungen der Hüftgelenke zu Schäden kommen. Durch die Schwerelosigkeit im Waser ist die muskuläre Bremse häufig weitgehend ausgeschaltet und die Bewegung führt dann zu Zerrungen der Gelenkkapseln und zur Verschlimmerung einer Arthrose (Schoberth). Ausdauertraining durch Schwimmen ist eine Sportart, bei der kaum etwas falsch gemacht werden kann, wenn man nicht gerade den Ehrgeiz hat, in einem kühlen Wasser unter 20 Grad sich zu bewegen. Zwei- bis dreimal in der Woche eine halbe Stunde fördert die gesamte Körpermuskulatur und läßt sich leistungsmäßig gut dosieren. Schwimmen im Tempo von 18–20 m/Minute entspricht einer Leistung von 40–60 Watt. Näheres siehe bei Testverfahren Seite 36.

Abgesehen von sehr empfindlichen Menschen (Rheumatikern) ist die ideale Wassertemperatur 23–26 Grad. Wegen Gefahr der Auskühlung sollten alte Menschen allerdings ein Wasser mit 28 Grad bevorzugen. Höhere Temperaturen, wie wir sie oft in unseren Heilbädern antreffen, sind zur Therapie für kürzere Zeit gut geeignet, aber sonst nicht unbedingt empfehlenswert. Bei größeren Unterschieden zwischen Innen- und Außentemperatur ist die Abkühlung allmählich vorzunehmen. Das im Alter oft arteriosklerotisch verengte Gefäßsystem ist sonst zu starken Belastungen ausgesetzt.

Im Gegensatz zur physikalischen Therapie mit Wasseranwendung, einschließlich Sauna, erfolgt das Schwimmen nicht passiv, sondern durch aktive Körperbewegung. Die Wirkung ist dabei besonders groß, da 2–4mal mehr Energie als beim einfachen Gehen verbraucht wird. Vermeiden sollte man aber im Alter Springen und Tauchen. Wer es nur eben kann, möge Schwimmen zu einem Teil seiner wöchentlichen Gewohnheiten machen. Es wird immer wieder davon berichtet, daß auch Senioren noch im hohen Alter Schwimmen lernen können. Es ist nie zu früh und selten zu spät dafür. Oft ist ein Schwimmkurs Veranlassung dazu, daß die Teilnehmer auch später noch zusammenbleiben. Damit haben sie über die sportliche Freizeitbeschäftigung neben neuer Lebensfreude neue Freunde gewonnen (Döring). Beim Bau eines Schwimmbades ist daran zu denken, die Einstiegsmöglichkeit für unsere Senioren möglichst bequem zu machen.

Radfahren

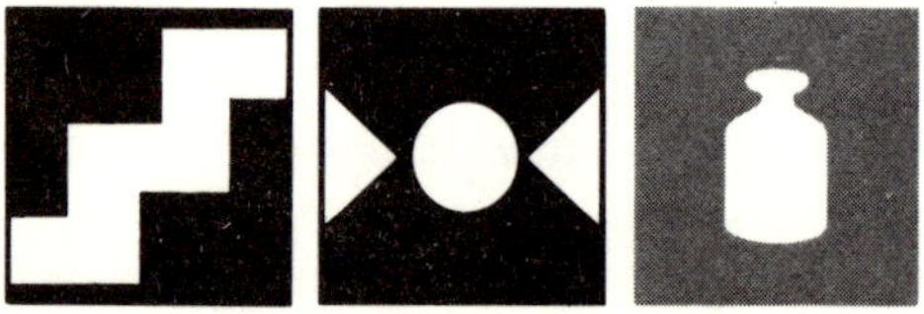

Das Radfahren ist eine vorzügliche Sportart, die leider an Straßen gebunden ist, die heute durch Autoabgase meist keinen idealen Trainingsort mehr bedeuten. Es ist genau dosierbar bezüglich Kraft, Ausdauer und Schnelligkeit und kann zu allen Tages- und Jahreszeiten durchgeführt werden. Herz, Lunge und große Teile unserer Muskulatur werden durch rhythmische und leicht entspannende Bewegung beansprucht. Beim Radfahren tragen die Beinmuskeln durch Verbesserung der Durchblutung zur Entlastung des Herzens bei. Oft kann ein Kranker nur wenige hundert Meter gehen, aber minutenlang radfahren. Bemerkenswert ist, daß in Holland und Dänemark die Herzsterblichkeit niedriger als in anderen Ländern ist. Vielleicht hat dies seine Ursache in dem überaus großen Gebrauch des Fahrrades als Verkehrsmittel. Gegenüber anderen Sportarten hat es den Vorteil, ähnlich wie das Schwimmen, überanstrengte oder geschädigte Gelenke zu schonen. Übergewichtige sind durch Gewichtsentlastung in der Lage, systematisch zu trainieren. Natürlich ist dabei auf ruhige Straßen zu achten oder gar das Standfahrrad zu benutzen. Um den überfüllten Straßen zu entgehen, können Klappfahrräder im Auto mitgenommen werden, um sie auf Wald- und Feldwegen zu benutzen. Praktische Anweisungen für Wochenendtouren hat Diekert gegeben: *Fangen Sie mit einer Radtour am Wochenende an! Das Abend- oder Mittagessen schmeckt viel besser, wenn man einen halben Tag gestrampelt hat. Oder wie wärs mit einem Tagesausflug und Picknick im Freien, mit der Familie? Verabreden Sie sich mit den Nachbarn oder Freunden". Die Aktion „Fahrrad am Bahnhof" hat inzwischen ein ungewöhnliches Echo gefunden. An über 250 deutschen Bahnhöfen können gegen eine geringe Gebühr Fahrräder ausgeliehen werden.*

Das Radfahren ist jene körperliche Bewegung, die vom früheren Gebrauch zur Fahrt von und zum Arbeitsplatz in einfacher Weise zum Sport für Alternde und Alte geworden wäre, wenn nicht durch den modernen Verkehr oft eine Einschränkung erfolgen muß.

Rudern

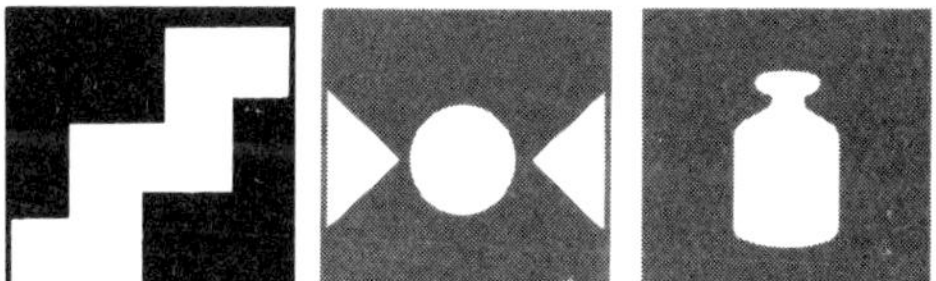

Beim Rudern für Senioren ist nur das Wanderrudern von gesundheitsförderndem Wert. Die Beanspruchung bei Mehrmann(frau)-Booten ist geringer als beim Einzelsportler. Von allen Teilnehmern muß aber unbedingt Rücksicht auf den schwächsten Sportler, wie bei einem Geleitzug, genommen werden. Rudern verlangt neben Kraft gute Ausdauer und Koordination. Es kommt zu einer gleichmäßig fließenden Bewegung vieler Muskelgruppen, von der kleinen Zehenbeuge aufwärts bis in die Nackenmuskeln. Das Erlebnis der Natur und die Gelegenheit, in einer Gemeinschaft zu üben, ist ein bemerkenswerter Vorteil dieser Sportart. Ein Nachteil besteht darin, daß sie nur ausnahmsweise in der kalten Jahreszeit betrieben werden kann. Der über 3 km pro Stunde (gleich 50 m pro Minute) Rudernde leistet 30 bis 45 Watt; wenn in einer Stunde 4,2 km (gleich 70 m pro Minute) gerudert wurde, aber 80 Watt (Schmidt). Beim Rudern ergibt sich eine Kombination von statischer und dynamischer Muskelarbeit. Selbst eine Kahnpartei auf einem unserer Seen ist eine Abwechslung und bietet bei leichter Anstrengung in schöner Umgebung einen großen Genuß für unsere Senioren.

Kanufahren

Die Zahl der Kanufahrer dürfte die Zahl der Ruderer nicht unerheblich übertreffen. Vor allem in den letzten Jahren ist sie stark angestiegen. Einige Unterschiede beider Sportarten mögen hervorgehoben werden. Die Muskelbewegung ist anders, denn beim Kanufahren kommt es zu einer festen Haftung der unteren Körperhälfte zwecks Abstützung der Hebelbewegung, die allein mit der oberen Körperhälfte ausgeführt wird. Dabei ergibt sich eine einseitige Beanspruchung der Schultermuskeln im Vergleich zum Rudern. Vorteile des Kanusportes bestehen darin, daß sowohl der Einzelne als auch die ganze Familie sich leichter und billiger betätigen kann. Auch ist der Anschluß an einen Verein nicht unbedingt erforderlich. Die Boote können ohne Mühe im Haus (Keller, Garage) untergebracht werden.

Skilanglauf

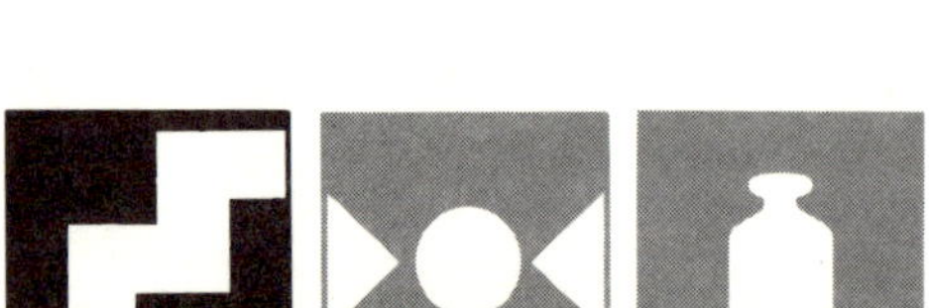

Ebenbürtig neben Wandern und Laufen steht der Skilanglauf. (Von Skisportarten — Abfahrt, Slalom und Springen — soll hier nicht gesprochen werden). Von einem Beginn im hohen Alter muß aber abgeraten werden. Diese Sportart kann sowohl in der Ebene als auch im hügeligen Gelände ausgeführt werden. Werbung von Ärzten, Kurorten und Verbänden haben einen starken Aufschwung des Langlaufes in die Wege geleitet. Immer mehr Wintersportorte richten gut gezeichnete Wanderwege ein. Auch die Industrie bietet für Kleidung sowie Bretter (evtl. in Spezialausführung) passende und preiswerte Artikel an. Die Aktion „Langläufer leben länger (LLL) umfaßt in der Bundesrepublik schon viele tausend Anhänger, unterstützt vom Deutschen Skiverband und gefördert von der Organisation „Freunde des Skilaufs". Der Skilanglauf hat noch den Vorzug, daß die Nacken-Schulter-Armmuskulatur durch den rhythmischen Stockeinsatz in stärkerem Maße beansprucht wird. Diese Modifizierung des Ausdauertrainings im Vergleich etwa zu einem Lauf auf Asphalt oder Kopfsteinpflaster (Gefahr der Begünstigung degenerativer Veränderungen vor allem an den Kniegelenken) hat sicher Vorteile. Ältere Menschen müssen natürlich auf die zusätzliche Belastung der in größeren Höhen vorhandenen „dünneren Luft" achten. Skilauf ist eine ideale Dauerübung, verbunden mit Kraft und Konditionstraining. Beim Skilanglauf im festen Schnee können 7 km, im lockeren Schnee 5 km in einer Stunde bewältigt werden.

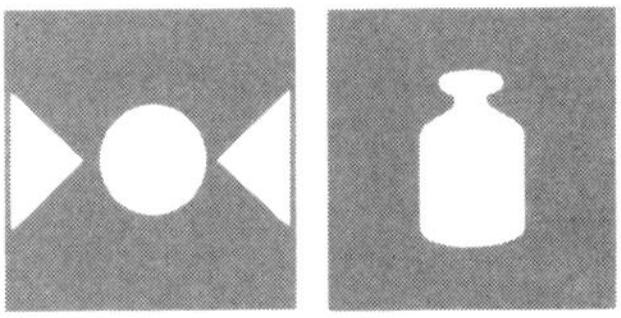

Geräteturnen

Geräteturnen gehört zu den sportlichen Übungen, die Kraft und Koordination, aber keine Ausdauer erfordern, und im Alter nur sehr bedingt empfohlen werden können. Die Muskulatur wächst, aber Herz und Kreislauf werden nicht genügend beansprucht. Manchem Sportarzt sind Fälle bekannt, wo ein 70jähriger, im Training gebliebener Turner, noch eine gute Übung am Reck oder Barren zuwege bringt, jedoch nicht mehr eine höhere Treppe ohne Verschnaufpause steigen kann. Als negativ muß auch die Verletzungsgefahr vor allem für ältere Turner betrachtet werden. Nur der Geübte sollte noch im Alter Geräte wie Reck, Barren, Pferd benutzen. Hängeübungen an den Ringen, Sprünge über niedrige Hindernisse können zur Auflockerung einer Übungsstunde beitragen. Die Folgerung hieraus haben viele Turnvereine gezogen und das Programm ihrer Altersriegen modern gestaltet. Der Klarheit halber sei erwähnt, daß Turnen im Jahn'schen Sinn nicht nur Übungen am Gerät umfaßt, sondern ganz allgemein körperliche Betätigung. Gerade bei Turnern findet man oft eine fröhliche Gemeinschaft, ohne daß man veranlaßt werden sollte, alle Teilnehmer mit „Du“ anzusprechen.

Spiele

„Der Mensch ist nur dann ganz Mensch, wenn er spielt“ (Schiller) oder, *„In jedem Manne ist ein Kind versteckt, das will spielen“* (Nietzsche). Unabhängig von Hallen oder Geräten kann man überall, ob auf der Wiese, im Wald, im Park, im Wasser oder auch auf der Tanzfläche den Körper durch Spielen fit halten. Kleine Hilfsmittel, wie Bälle, Seile oder Gewichte (Steine, Äste) erlauben noch mehr Möglichkeiten. Beim Treffen mit Freunden in der Gruppe machen solche Spiele besonders viel Spaß. Spiel ist die angenehmste Art körperlicher Betätigung. Der spielende Mensch vergißt die Sorgen und Mühen des modernen Alltags. Spiel ist ein Gegengewicht zu ernster Nüchternheit, Langweile, Technik und Organisation. Im Spiel werden Spannungen zwischen Menschen gelöst. Spiel steht unter Gesetzen, die wir Regeln nennen und von allen Teilnehmern anerkannt werden müssen. Sie führen bewußt oder unbewußt zu einer Disziplin und zwingen zu der Bereitschaft, daß man auch verlieren kann. Trotz mancher Auswüchse, sind die erzieherischen Grundmerkmale im harmlosen Spiel aber erhalten. Dies trifft nicht zuletzt auf den alten Menschen zu und hat zur Folge, daß gerade er, dessen berufliche „Würde“ es im allgemeinen nicht zuläßt, sich rasch zu bewegen, das Spiel liebt und sich ungezwungen bewegt (Kohlrausch). Strenge Regeln sind keine Vorschrift, aber gewisse Grundprinzipien sollten eingehalten werden, wobei der persönlichen Erfindungskunst für Abweichungen keine Grenzen gesetzt sind. Im zweiten Teil dieses Buches sind eine Reihe Spiele aufgeführt, die nur eine Auswahl sein können. Sie wurden von Frau Brigitte Becker und mir (30 Spiele) zusammengestellt.

Die vor kurzem im gleichen Verlag erschienene Kartei „Senioren-Spiele“ von B. Becker erweitert dieses Angebot auch auf nicht körperliche Bereiche.

Seniorentanz

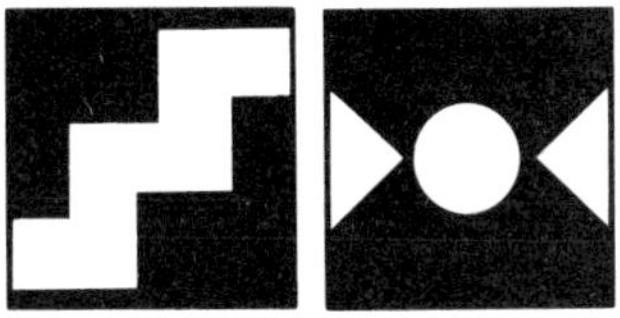

Eine der wertvollsten Sportarten für den alten Menschen ist der Seniorentanz. Er ist in diesem Buch durch I. Tutt eingehend dargestellt worden.

Daß der Tanz aus der Sicht des Arztes, besonders im höheren Lebensalter, große Bedeutung hat, ergibt sich aus der Tatsache, daß Körper, Geist und Seele wie kaum bei anderen Sportarten gleichermaßen angesprochen werden. „Tanz ist die charmanteste Art, leicht Gymnastik zu treiben. Die Grundformen: Gehen, Federn, Laufen und Schwingen sind in nahezu idealer Weise im Tanzen enthalten, außerdem gute Haltungsschulung, Muskeltraining, Stärkung von Herz und Kreislauf. Tanzen macht Spaß und man vergißt dabei, daß man etwas für die Gesundheit tut (Groß)." Diese Beobachtung ist medizinisch inzwischen exakt untersucht und bestätigt worden (Hollmann, Lang, Krombholz u. a.).

Tätigkeit im Garten

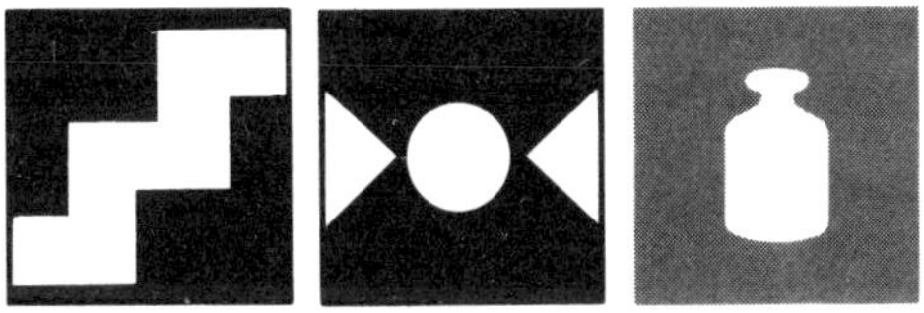

Der Nutzen der Gartenarbeit ist durchaus positiv als körperliches Training zu bewerten, besonders da sie immer in frischer Luft und je nach Wetter, in leichter Kleidung ausgeübt wird. Fast das ganze Jahr gibt es im Garten etwas zu tun, wenn es vielleicht auch nur ein kleines Beet im Vorgarten ist, das unserer Pflege bedarf. Wenn man noch nicht über große Erfahrung verfügt, kann man sich Rat bei Gärtnern oder sachkundigen Nachbarn holen. Viele Bücher geben Auskunft, wie man Gartenarbeit abwechslungsreich gestaltet.

Da aber Gartenarbeit auch zu Überanstrengung führen kann, ist die Tätigkeit beim Graben, Schubkarre schieben u. a. einzuteilen. Alle Kontrollmaßnahmen, die für den Sport im engeren Sinne angewandt werden, kommen auch hier in Betracht. Das Graben kann u. a. zu statischer Belastung führen, zumal es in gebückter Haltung ausgeübt wird. Menschen mit Wirbelsäulenbeschwerden (Bandscheibenleiden) sollten daher nach einigen Minuten Tätigkeit in gebückter Haltung zu Arbeiten in aufrechter Haltung übergehen, wie z. B. Rasenmähen, Sträucher schneiden, Hacken. Empfehlenswert ist demnach, bei jeder Gartenarbeit nicht zu lange das Gleiche zu tun.

Tätigkeit im Haushalt

Um Ähnliches handelt es sich bei der Arbeit im Haushalt. So können wir unseren Senioren auch helfen, wenn wir ihnen zeigen, wie sie sich im Alltag zweckmäßig und kräfteschonend bewegen. Nur einige Beispiele: Beim Fensterputzen werden weit ausladende Bewegungen, abwechselnd mehrmals nach rechts und links, gemacht. Beim Abwischen eines Tisches arbeiten wir in großer Rumpfbeuge, ebenfalls beide Hände betätigend. Als Partnerübung (Ein Senior ist dabei das „Möbelstück") stehen wir Rücken an Rücken, wobei der eine gegen den Widerstand des anderen drückt. Oft zieht man eine Last leichter, als sie zu schieben. Man steht dann zu zweien gegenüber und zieht die Hand des Partners nach vorn und umgekehrt. Anschließend räumen wir einen Schrank ein: Dazu betätigen wir die Knie und heben die Gegenstände mit gebeugten Knien aus dem Hüftgelenk hoch, aber mit geradem Rücken, so daß die Wirbelsäule entlastet ist, und dafür die Bein - und Gesäßmuskulatur mehr beansprucht wird, als die schwächeren Rücken- und Gelenkpartien. Zweckmäßig setzt man dabei ein Bein vor das andere, wobei das Gewicht des Körpers entsprechend verlagert wird. Diese Tätigkeit sollte möglichst in federnder Bewegung ablaufen.

Die Reihe derartiger Übungen ließe sich noch beliebig erweitern. Selbst der Einkaufsweg ist als Bewegung zu bejahen. Die Arbeit der Hausfrau ist sicher gesünder als diejenige mit ausschließlich sitzender Tätigkeit. Wenn allerdings der Kaufmann um die Ecke wohnt und der Haushalt voll mechanisiert ist, kommt nach modernen Berechnungen für die Hausfrau nur eine tägliche Gehstrecke von etwa 500 m zusammen. (Siehe auch Seite 58)

Trimm-Dich

Die mit großer Begeisterung eingeführte Trimm-Dich-Bewegung ist für den alten Menschen nur mit Einschränkung empfehlenswert. Der Begründer J. Palm hat diesen Begriff in alle Bevölkerungskreise getragen. Zur Anwendung haben die Ärzteschaft und der D.S.B. inzwischen 10 Regeln zum „vernünftigen Trimmen" aufgestellt, wobei u. a. hervorgehoben wird, daß das, was beim gesunden, jüngeren Menschen „problemlos" ist, beim geschädigten Menschen (alte ungeübte Personen gehören wohl auch hierzu), durchaus zum Problem werden kann. Aus der Trimmspirale, nach deren Ausfüllung eine Anstecknadel verliehen wird, sollten nur die beiden letzten Gruppen geübt werden: Tischtennis, Tanzen, Kegeln, Wandern, Bahnengolf, Garten- und Hausarbeit.

Eine gewisse Gefahr stellen die Trimmpfade (Vita-Parcours u. a.) dar. Sie sind vor allem für Ungeübte nicht unbedenklich. Nach v. Aaken handelt es sich um eine Bizepskultur mit vielen Klimmzügen und Heben von schweren Gegenständen. Sie geben zwar Muskelkraft, aber keine Kraft für Herz und Kreislauf, die der moderne Mensch dringend benötigt. Auch der Sprung, die Bewältigung von künstlichen und natürlichen Hindernissen, eingeschaltete gymnastische Übungen, Klettern, Steigen und schnelle Läufe bergauf, bergab führen zu einer großen Belastung. Sicher ließen sich Trimmpfade mehr in Richtung „Lauf als Dauertraining" ändern. Die herrlichen Waldwege, in denen sie meist aufgebaut sind, machen es leicht möglich. Außerdem sollten die Kraftübungen gestrichen werden. Das Programm würde dadurch auch einfacher und spräche sicher noch mehr Menschen an. So kann abschließend zusammengefaßt werden, daß das Trimm-Dich-Programm für Senioren im höheren Alter, ebenso wie für jüngere Ungeübte nur bedingt in Frage kommt. Auf einem Trimmpfad wird diese Personengruppe allzuoft überfordert.

Testverfahren

Um alten Menschen die nötige Sicherheit zu geben, sich körperlich zu betätigen, ist neben einem aufklärenden Gespräch die Anwendung moderner Testverfahren nötig. Wir unterscheiden dabei solche, die jeder selbst durchführen kann und andere, die der Arzt macht. Daneben ist für den Leiter einer Sportstunde eine ständige Beobachtung der Teilnehmer wichtig. Gesichtsfarbe, Schwindel- und Angstgefühl, zu starke Erhöhung der Pulszahl sollten beachtet werden. Zumindest eine

Ruhepause, eventuell Beendigung der Betätigung und Kontrolle durch den Arzt, ist dann nötig. Bei der Tauglichkeitsuntersuchung gilt es in erster Linie, die noch vorhandene Leistungsbreite des Herz- und Kreislaufsystems festzustellen und einen eventuell bestehenden Schaden zu erkennen, bei dem in Körperruhe die Sauerstoffversorgung ausreicht, während oder nach körperlicher Belastung jedoch unzureichend wird. Hat der betreffende Arzt selbst nicht die entsprechenden Einrichtungen, etwa eine Ergometrie-Anlage, kann eine damit eingerichtete Spezialabteilung im Krankenhaus die Untersuchungen durchführen. Es kommt hierbei auch darauf an, den Ratsuchenden Mut zu machen, um ihnen die Angst zu nehmen. Der Durchschnittsbürger glaubt, im Alter seine Ruhe haben zu müssen, und körperliche Belastungen werden von ihm oft abgelehnt. Beckmann äußert sich dazu: „*Leider wird diese Ansicht schon vom Arzt unterstützt, der eher zur Vorsicht mahnt, als die Senioren zu Übungen anzuregen, die diese zwar durchführen können, dem Arzt aber fremd sind.*“ Dazu kommt, daß viele Senioren im Ruhestand der Meinung sind, Hetze und Betrieb hätten nun ein Ende, und Sport sei nur etwas für junge Menschen. Übergewicht und Bewegungsbeschwerden behindern ihn zusätzlich, und er fürchtet oft, sich zu blamieren.

Aber leider gibt es auch das Gegenteil, daß in Altenheimen den Bewohnern ein Programm zugemutet wird, das sie überfordert. Es ist ja gerade der Sinn dieser Ausführungen, das rechte Maß deutlich zu machen, um niemanden zu über- oder zu unterfordern. **Überforderung schadet genauso wie Unterforderung,** oder anders gesagt, wer nach sportlichen Übungen schlecht schläft, hat zu viel getan.

Bei den Testmethoden haben sich die im Folgenden geschilderten Arten besonders bewährt:

Als einfachstes Verfahren ist die Pulsmessung an Hand der „Baumschen Zahl“ zu nennen. Sie kann leicht von jedermann, zu jeder Zeit, an jedem Ort vorgenommen werden. Von einem feststehenden Richtwert „180“ wird das Lebensalter abgezogen, d. h. ein 70jähriger darf bei körperlicher Belastung 180–70 = 110 als Normwert erreichen, ein 80jähriger 180–80 = 100 Schläge pro Minute usw. Das Messen des eigenen Pulses läßt sich bei Anleitung durch einen Arzt oder eine kundige Hilfskraft am Handgelenk leicht erlernen. Man muß dabei bedenken, daß der beste Meßpunkt nicht unbedingt immer an der gleichen Stelle liegt. Der Einfachheit halber mißt man am Sekundenzeiger einer Uhr 15 Sekunden und multipliziert die festgestellte Zahl mit vier. Wichtig ist, daß die Beschleunigung nach Belastung bald zurückgeht und wieder die Ausgangszahl erreicht wird. Ein sehr einfacher Test besteht weiter darin, zu prüfen, ob man bei den Übungen in Sauerstoffschuld kommt: Man spreche vier Sätze hintereinander. Wenn man nicht in Atemnot gerät und nicht „hecheln" muß, ist alles in Ordnung. Eine wesentlich genauere Aussage über die Leistungsfähigkeit macht die Ergometrie, wobei man im Sitzen oder Liegen eine Fahrradkurbel betätigt. Durch Einstellung der optimalen Watt-Zahl als Belastung kann der Arzt die Leistungsfähigkeit feststellen. Die Herz- und Kreislauftätigkeit wird dabei exakt durch Anfertigung eines EKG, Messung des Blutdruckes und des Pulses getestet. Im Rahmen der Untersuchung älterer Menschen wird folgendes Vorgehen empfohlen: bei Patienten, bei denen eine merklich eingeschränkte Leistungsbreite zu erwarten ist, sollte mit 25 Watt begonnen und anschließend die Leistung ohne Pause um 25 Watt erhöht werden. Bei Versuchspersonen, die eine normale Leistungsfähigkeit erwarten lassen, kann um 50 Watt, im Bereich geringerer Leistungsfähigkeit um 25 Watt gesteigert werden. Bei Frauen sollte man jeweils nur um 25 Watt erhöhen.

Heimtraining

(siehe auch Ausführungen B. Becker, Seite 155 ff)

Neben den bisher beschriebenen Sportarten, die entweder im Freien oder geeigneten Räumen, meist in einer Gemeinschaft, ausgeübt werden, gibt es aber auch solche, die man allein in seiner Wohnung betreibt. So kann man den Tag nach dem Aufwachen mit einer Bettgymnastik beginnen. Im einzelnen heißt das: Bewegung der Zehen, Anspannen und Lösen der Waden, Einziehen und Lockern des Bauches, Knie anziehen und strecken, Arme heben und senken, eventuell im Kreis, Oberkörper aufrichten und Kopf leicht drehen. Alles sollte durch bewußtes Atmen unterstützt werden. Wir wissen ja, daß auch unsere Tiere instinktiv so den Tag nach dem Aufwachen beginnen, ohne daß sie dazu eine Anleitung haben. Der aufmerksame Beobachter hat dies sicher schon oft festgestellt. Da wegen eingeschränkter Atmung während des Schlafes die Durchblutung einiger Organe, vor allem auch des Gehirns, geringer ist, fällt das Erwachen nach solchen Übungen leichter. Besonders wertvoll ist anschließendes Duschen, erst heiß, dann kalt und eventuell Schwimmen, wozu die Bäder in vielen Heimen heute oft Gelegenheit bieten. Einige gymnastische Übungen am offenen Fenster, möglichst mit Musik, helfen dann genauso gut, wie die von vielen Menschen erwünschte Tasse Kaffee oder Tee. Die während des Schlafes eingeschränkte Sauerstoffversorgung des Körpers wird verbessert. Viele alte Menschen spüren z. B., wenn das Ohrensausen beim Aufwachen sich unangenehm bemerkbar macht, wie es durch Bewegung deutlich besser wird. Danach kann das eigentliche Heimtraining beginnen. Es ist deshalb so besonders wertvoll, weil es jederzeit für jeden in der eigenen Wohnung möglich ist. Aber meist werden es nur diejenigen ausführen, die bewußt zur aktiven Gesundheitspflege bereit sind. Es ist nicht immer leicht, es konsequent durchzuführen, weil das anspornende Beispiel einer Gruppe dabei fehlt, falls nicht ein Teil oder die ganze Familie mitmacht.

Zu unterscheiden ist die Ausübung mit oder ohne Gerät. Beide Möglichkeiten sind gut und sinnvoll und lassen sich gegebenenfalls miteinander verbinden. Als Basis sollten möglichst einfache Methoden und Geräte dienen.

Auf der Stelle laufen

Das Auf-der-Stelle-Laufen ist eine sehr kreislaufintensive Übung. Jederzeit und in jedem Raum ausführbar, gut dosierbar bezüglich Zeit und Tempo. Ohne besondere Anforderungen an technisches Können und Vorbereitung, ist diese Form des Laufens für alle Altersklassen zu empfehlen. Eine dicke Schaumgummiunterlage oder ähnliches sollte man benutzen, einerseits um den Lärm zu dämpfen und andererseits, um den harten Boden abzupuffern. Wenn man die Beine dabei weit hochzieht, wird ein großer Teil der Muskeln bewegt, und dadurch eine gute Durchblutung garantiert. Lauf auf der Stelle ist zwar etwas mühsam und weniger schön als ein Lauf in der Natur, aber man erreicht mit geringem Aufwand doch innerhalb von einigen Minuten beachtlich viel.

Das Gummiband

Die einfachste Ausführung ist ein alter Fahrradschlauch. Eine verbesserte Abwandlung ist das Deuser-Band, für das der Erfinder genaue Anweisung gibt. Man kann damit auf kleinem Raum, auch auf Reisen, Übungen durchführen, bei denen es bei elastischem Widerstand zu einem fließenden Wechsel von Spannen und Dehnen der Muskulatur kommt.

Treppensteigen

Diese einfache praktische Übung besteht darin, anstelle eines Fahrstuhls oder Liftes, Treppen zu benutzen. Es ist besonders wirksam, wenn man es regelmäßig und mehrfach tut. Zwei bis drei Treppen können anfangs schon den Puls beschleunigen und die Atmung erschweren. Das Pensum sollte daher langsam und konsequent gesteigert werden. Der Trainingseffekt wird es beweisen: Je mehr man übt, um so weniger werden Puls und Atmung belastet. Auch wenn der Anfang mühsam ist, lohnt der bald eintretende Erfolg.

Handtuch

Das Handtuch eignet sich nicht nur zum Abtrocknen. Man hat es das „gesunde Handtuch" genannt, wenn es am Morgen nach dem Aufstehen zur Morgengymnastik benutzt wird.

Etwas aufwendigere Geräte, die man immer wieder in Fitneßräumen, auch der Altenheime, Clubs usw. findet, sind Standfahrrad und Rudergerät. Die Erfahrung lehrt, daß sie nach der Anschaffung später immer weniger benutzt werden. Am ehesten ist noch das Standfahrrad geeignet. Es besitzt den Vorteil, daß die geforderten Leistungen genau eingestellt und registriert werden können, so daß eine planmäßige Steigerung jederzeit möglich ist. Zum Preis eines guten Sportrades wird ein komplettes Ergometer-Fahrrad geliefert, womit der Heimradler seinen Trainings- und Leistungszustand exakt selber messen und seine Fortschritte verfolgen kann. So können nicht nur in unseren modernen Bewegungszentren, sondern auch zu Hause stets gleichmäßige Leistungen erreicht werden. Auch für Gelenkkranke und Gehbehinderte ist es eine gute Methode. Ob jung oder alt, radfahren im Stand kann jeder. Nachdem das Fahrrad wegen des wachsenden Verkehrs und der damit verbundenen Gefahr immer mehr von den Straßen vertrieben wird, ist dies Heimgerät ein guter Ersatz. Ergänzt man das Training auf dem Fahrradergometer mit fünf Minuten Gymnastik, erhält man eine besonders vollwertige Wirkung.

Keulen eignen sich nicht unbedingt für Seniorenübungen. Die Verletzungsgefahr ist groß, und dieses Gerät ist durchaus für unsere Zwecke entbehrlich. Ebenso verhält es sich mit der Sprossenwand, deren Gebrauch für Senioren unnötig und nicht ungefährlich ist.

Organisation

Auf die Frage, in welchem Rahmen Seniorensport betrieben werden kann, ist zu antworten, daß er sowohl in Turn- oder Sportvereinen, innerhalb einer Volkshochschule, in privatem Gymnastikkreis, als auch allein zu Haus durchführbar ist. Wer den Mut hat, täglich einige Zeit allein zu üben, möge es tun (siehe auch „Heimtraining). Einfacher und auch meist erfolgreicher ist es in einer Gemeinschaft. Die geringe finanzielle Belastung des Beitrages sollte man auf sich nehmen.

Zur Betreuung stehen im Seniorensport viele Organisationen zur Verfügung. Als Dachverband auf der sportlichen Seite ist der Deutsche Sportbund zu nennen. Die Herausgabe von Schriften, wie „Spiel und Sport für ältere Menschen", sowie einer Langspielplatte „Gymnastik und Tanz für Ältere" zeigt ebenso, wie das Trimmheft „Sport kennt kein Alter", daß man auf gutem Wege ist, aber vielleicht in letzter Konsequenz noch nicht beachtet hat, daß „alte" Menschen anders als „Ältere" angesprochen werden müssen. Eine entsprechende Ergänzung für den Seniorensport wäre daher sehr zu begrüßen.

Der Deutsche Sportbund ist allerdings eine Dachorganisation. Aktive Betätigung ist nur in seinen Fachverbänden möglich und hier ist in erster Linie der Deutsche Turnerbund zu nennen. Seine Landesverbände, wie z. B. der Schwäbisch TB, sind schon sehr erfolgreich tätig.

Seit einiger Zeit ist der „Verband Sport für betagte Bürger e. V." in Mönchengladbach korporatives Mitglied im Rheinischen TB. Der Verband hat inzwischen Ableger in einigen anderen Städten und bietet ein gutes Beispiel für erfolgreiche Arbeit. Es sind Bestrebungen im Gange, dieses Modell auf ganz Nordrhein-Westfalen auszudehnen. Das Programm umfaßt z. Z. Gymnastik, Wandern, Radfahren, Schwimmen, einige Spiele usw.

Beachtliche Initiativen haben auch

1. Arbeiterwohlfahrt
2. Caritas
3. Deutsches Rotes Kreuz
4. Diakonisches Werk
5. Paritätischer Wohlfahrtsverband

entwickelt.

Das Programm der Volkshochschulen wechselt von Ort zu Ort. Interessenten mögen sich entsprechend orientieren.

Eine gute Idee hatten einige in Rheinland-Pfalz ansässige Turn- und Sportvereine, indem sie Patenschaften von Seniorengruppen übernahmen. Oft ergab sich daraus eine fruchtbare und enge Zusammenarbeit. Von den Organisationen des Auslandes ist die „Schweizer Vereinigung für Altersturnen“ zu nennen. Vorbildlich ist, daß einheitliche Richtlinien für dieses Land in übersichtlicher Form zur Verfügung stehen. Beim Aufbau einer Seniorengruppe kann man auch die „Modellplanung“ einer Bildungsveranstaltung mit älteren Menschen v. Apholt zu Rate ziehen. Neben vielen anderen Bereichen ist die körperliche Betätigung eingebaut.

Der Übungsleiter

Wie bei allen neuen Berufen ist auch das Bild des Übungsleiters im Seniorensport noch nicht klar festgelegt. Interessenten können sowohl von der „sportlichen“ als auch „pflegerischen“ Seite kommen. Es gibt in der Bundesrepublik inzwischen eine große Anzahl von Altenpflege-Seminaren in allen Bundesländern. Mit wenigen Ausnahmen sind die Ausbildungs- und Prüfungsordnungen staatlich geregelt. Aber nur in Bayern, Hamburg und Rheinland-Pfalz sind Gymnastik, Tanz und andere Möglichkeiten körperlicher Betätigung darin aufgenommen. Persönliche Bemühungen um einheitliche Ausbildungsvorschriften sind bisher erfolglos geblieben. Geeignete Dozenten dürften aber wohl überall zu finden sein. Meine Erfahrungen im hiesigen Raum sind ermutigend und stießen auf großes Interesse aller Beteiligten. Als Basis könnten die Lehrpläne des Staatsinstitutes für Schulpädagogik in München dienen. In ausführlich und didaktisch geschickter Anordnung ist dieser Lehrplan gegliedert. Altengymnastik-, Bewegungs- und Geschicklichkeitsspiele werden eingehend besprochen.

Gute Ausbildungsmöglichkeit wird auch vom Schwäbischen TB geleistet. Erstaunlich und bedauerlich, daß dieses Beispiel bisher von den übrigen Landesverbänden nicht nachgeahmt wurde.

Das Deutsche Rote Kreuz vermittelt in seiner Bundesschule ebenfalls Lehrkurse zur Ablegung des Übungsleiterscheines, allerdings wohl in erster Linie für seinen eigenen Bedarf.

Eine Abstimmung der 3 genannten Organisationen zum Austausch von Erfahrungen wäre wünschenswert, um auf möglichst einheitliche Richtlinien zu kommen. M. E. sollte dies eine Aufgabe des Deutschen Turnerbundes sein. Erste Schritte in dieser Richtung sind inzwischen in einer „ad hoc“-Kommission gemacht worden.

Aus dem großen Reservoir an Fachkräften könnte für eine gewisse Übergangszeit auf die vorzüglich ausgebildeten Krankengymnastinnen, Gymnastiklehrerinnen, Freizeitpädagogen (die aber wohl an Zahl noch sehr gering sind), Turn- und Sportlehrer, sowie geeignete Turner und Turnerinnen zurückgegriffen werden. Kurzkurse in den Landesturnschulen des Deutschen TB könnten dabei eine große Hilfe sein.

Schließlich soll eine nicht unwichtige Gruppe hervorgehoben werden: die engagierten Laien. Persönliche Überzeugungskraft und Hingabe kann durch kein Fachwissen ersetzt, höchstens ergänzt und unterbaut werden. Das Alter des Übungsleiters spielt eine untergeordnete Rolle. Auch junge Menschen können durchaus das notwendige Einfühlungsvermögen für die Belange unserer Senioren haben.

Räume

Vielerorts sind die richtigen *Räume* für Seniorensport nicht vorhanden. Bei der Planung sollte man immer bedenken, daß sie funktionsgerecht sind. Der evangelisch-katholische Arbeitskreis „Kirche und Sport" in Nordrhein-Westfalen hat dazu gute Vorschläge für kirchliche Gemeinde- und Bildungszentren zusammengestellt. Bei der Planung neuer Wohnbezirke in unseren Städten und Vorstädten, beim Bau von Gemeinschaftshäusern in dörflichen Gemeinden, von Kindergärten, Schulen, Studentenhäusern, Jugendheimen, Bildungsstätten, kirchlichen Gemeindezentren und ähnlichen Einrichtungen ist der Bau von Übungsstätten für alle Lebensalter, einschließlich Familiengruppen und älterer Menschen, bis jetzt meist übersehen worden. Die Größe der Räume hängt von der Zahl der Interessenten ab, trotzdem nicht immer die große Gemeinde mehr aktive Teilnehmer als die kleine hat.

Um es noch einmal klar zu sagen: ein Gymnastikraum für Seniorensport muß nicht wie eine Turnhalle mit Geräten eingerichtet sein. Wichtig ist vielmehr der richtige Fußbodenbelag, wobei kaum auf Auslegware des Fußbodens mit Textilmaterial verzichtet werden kann. Auch ein Boden mit 2 cm dicker Schaumgummiunterlage, über die eine elastische PVC-Decke unverklebt gespannt ist, hat sich bewährt. Es kommt dabei zu einer Art Luftkissenwirkung, die vor allem beim Üben ohne Schuhe sich dem Fuß gut anpaßt.

Bei vorhandenen Räumen sollte spätestens bei einer Renovierung geprüft werden, ob sie nachträglich auch für unsere Zwecke nutzbar gemacht werden können.

Die Erfahrung lehrt, daß die Vormittagsstunden zur Ausübung des Seniorensports oft geeigneter sind als andere Tageszeiten, da viele Räume dann eher zur Verfügung stehen. Andererseits bietet sich eine Übungszeit etwa von 18 bis 19.30 Uhr an, damit der Abend für kulturelle Veranstaltungen usw. frei bleibt.

Programme

Als praktisches Beispiel für ein zweckmäßiges Programm im Seniorensport sei auf das Angebot einer Mittelstadt hingewiesen, das allerdings keinen Anspruch auf Vollständigkeit erhebt:

1. Altersabteilung eines Turnvereins für Männer (40–75 Jahre). 5–10 Minuten individueller Lauf, im Winter in der Halle, im Sommer auf dem Sportplatz. 5–10 Minuten Gymnastik, mit und ohne Ball, im Stand und Lauf. 45 Minuten Spiele (Prellball, Faustball usw.). Anschließend 10 Minuten warm und kalt Brausen, womit auch die Hydrotherapie zu ihrem Recht kommt (Mindener Modell).

2. Volkshochschule, Allgemeine Gymnastik für ältere Frauen (40–65 Jahre) 1 1/2 Stunden.

3. Altersabteilung eines Turn- und Sportvereins für Frauen (60–70 Jahre). Allgemeine Gymnastik, teilweise mit Geräten (Ball, Doppel-Klöppel usw., Spiele) 1 Stunde.

4. Senioren-Gymnastik im kirchlichen Gemeindehaus, „Fröhliches Alter“ (65–90 Jahre). Gymnastik im Sitzen, Gehen und Stehen, Singspiele und Seniorentanz. 1 Stunde.

5. Gymnastik im Altersheim, etwa 1/2–3/4 Stunde (65–85 Jahre). Die Dauer beginnt mit 15–20 Minuten und kann später ausgedehnt werden.

Erkrankungen

Es gibt, genau genommen, keinen „Alterstod“, da auch im hohen Alter nur Krankheiten zum Tod führen, die in allen Altersstufen auftreten können. Man wird nur häufiger von ihnen befallen und schwerer mit ihnen fertig. Im Alter sinkt oft die Widerstandskraft, und einfache Krankheiten können dann lebensbedrohlich werden. Natürlich kann in diesem Rahmen nicht der Platz für eine ausführliche Besprechung aller Krankheiten sein, aber einige sollen doch hervorgehoben werden.

Grundsätzlich ist zu sagen, daß aktive Rehabilitationsmaßnahmen, wie Gymnastik, Schwimmen u. a. den Vorrang vor passiven Maßnahmen, wie Massage, Elektrotherapie, medizinischen Bädern usw. haben sollten.

Herz- und Kreislauferkrankungen stehen mit einer Todesrate von etwa 50% an der Spitze. Während früher die entzündlichen Herzerkrankungen im Vordergrund standen, sind es heute die degenerativen, wie vor allem Angina pectoris und Herzinfarkt. Betreffs Vorbeugung (Prophylaxe) und Wiederherstellung (Rehabilitation) sind sie besonders gut beschrieben. Die richtige körperliche Betätigung, d. h. Sport im weitesten Sinn, ist als Basis für die Behandlung anerkannt. Wenn man früher annahm, daß der Blutdruck im Alter steige, so stimmt das nur bedingt. Viele Menschen haben bis ins hohe Alter normalen, ja oft sogar einen niedrigen Blutdruck. Es sei hier nur nebenbei bemerkt, daß man auch den erhöhten Blutdruck durch geeignete Kost (salzarm), physikalische Therapie, gute Medikamente und natürlich körperliche Tätigkeit senken oder normal halten kann. Beachtet werden sollte aber, daß durch körperliche Anstrengung während des Übens jeder Blutdruck und auch der Puls steigt. Auch der Laie kann heute mit geeigneten Apparaten, die in jeder Apotheke zu kaufen sind, bzw. durch die Krankenkassen bezahlt werden, den Blutdruck selbst messen.

Besondere Beobachtung ist der *Atmung* zu schenken. Durch die im Alter zunehmende Starrheit des Brustkorbes ist normalerweise der Sauerstoffaustausch in der Lunge herabgesetzt. Besonders ist auf gute Ausatmung zu achten, zumal die Lunge leicht in einer vergrößerten Einatmungsstellung stehen bleibt (Alterslungenblähung). So kommt es zu einem vergrößerten Restvolumen.

Periphere *Gefäßerkrankungen* (Raucherbein) entstehen ebenso wie Angina pectoris und Herzinfarkt meist auf arteriosklerotischer Basis und gehören wie der Schlaganfall in diesen Bereich. Vor allem hat die Bewegungstherapie für die Kreislaufverhältnisse in der Peripherie zur Verbesserung der Durchblutung der Extremitäten eine besondere Bedeutung. Man kann hier sogar oft mehr erreichen als am Herzen. Bei Beinbeschwerden dieser Art („Schaufensterkrankheit“, weil die Betroffenen beim Gehen immer wieder stehen bleiben müssen) ist das Gehtraining, vielleicht anfangs unter Leitung einer Fachkraft, das beste Heilmittel. Auch bei schlechtem Wetter sollte man es ausüben, am besten 3mal täglich mit steigenden Gehstrecken.

Der sogenannte *Bewegungsapparat* des Menschen (Gelenke, Knochen, Muskulatur, Bänder und Sehnen) ist häufig Alterungsprozessen unterworfen. Vor allem die Beweglichkeit der Gelenke nimmt im Alter ab, das „Gleichgewicht“ wird verringert, Steifheit und Ungeschicklichkeit nehmen normalerweise zu und führen zu einer erhöhten Unfallgefahr. Der Geübte ist auch hier weniger gefährdet. Knochenerkrankungen wie Osteoporose (Knochenschwund) kann man meist als Inaktivitätserkrankung bezeichnen. Mangelnde Bewegung, unzureichende Belastung und fehlende Übung sind auslösende Faktoren. Die körperliche Betätigung übt einen knochenbildenden Reiz aus. Aktivität ist dabei zumindest ein unterstützender Heilfaktor. Bei allen diesen Erkrankungen sollte zur Entlastung auf Normalisierung des Körpergewichts geachtet werden.

Die im Alter oft verminderte Arbeitsleistung des Körpers durch Bewegungsarmut führt nicht mehr zu einer gesunden Ermüdung, die einen guten *Schlaf* mit Entspannung verspricht. Am Morgen ist man nicht erfrischt, sondern geht mit Dauerspannung in den Tageslauf. Es ist wichtig, Störungen des Schlafes durch körperliche Betätigung zu mindern.

Physikalische Therapie

Eine wertvolle Ergänzung sportlicher Tätigkeit ist die physikalische (Hydro oder Kneipp)-Therapie. Sie sollte so oft wie möglich auch zur *Abhärtung* benutzt werden. Im Sport für alle Lebensalter läßt sich dies gut verbinden.

Neben Pfarrer Kneipp haben auch Männer wie Prießnitz, Schroth, Felke u. a. noch heute gültige Regeln aufgestellt. Sie haben damals schon die körperliche Bewegung (Wandern, Schwimmen usw.) in ihr System eingebaut. Gute Anleitung gibt das in allen Sportgeschäften und beim DSB kostenlos erhältliche Heft „Kneipp doch mal“.

Es ist empfehlenswert, daß gerade beim Sport auch einmal Licht, Luft und Sonne an die Haut kommen. Viele Sportarten können im Frühjahr, Sommer und Herbst mit knapper Bekleidung betrieben werden. Abhärtung und damit Schutz vor Erkältungskrankheiten ist der Lohn dieser Bemühungen. Abhärtung ist heute auch deshalb besonders wichtig, weil in unseren modernen Wohnungen durch die Zentralheizung überall gleichmäßige Wärme herrscht, so daß die früher vorhandene Abkühlung in den Fluren entfällt. Dadurch ist der Körper nicht gezwungen, auf die Temperaturunterschiede als Gefäßtraining zu reagieren.

Ein Großteil unserer Erkrankungen sind auf Erkältungen zurückzuführen und verursachen großen gesundheitlichen und wirtschaftlichen Schaden. Verbunden mit körperlichem Training kann Abhärtung durch Waschungen, Schwimmen, Sauna den Körper abwehrbereit machen. Es ist oft schwer, den Menschen klarzumachen, daß „Kälte nicht die Ursache der Erkältung" sei. Die übliche Ansicht, Wärme schütze vor Erkältungen, ist falsch. Als Hauptursache ist zu warme Luft anzusehen, die unsere Schleimhäute im Mund- und Rachenraum austrocknet und empfindlich macht. Man sollte deshalb die Wohnräume auf eine Temperatur von 18–20 Grad und die Schlafzimmer auf 16 Grad einstellen. Wer es verträgt, möge je nach Außentemperatur das Fenster einen Spalt weit offen lassen.

Vernünftig betriebene *Licht, Luft- und Sonnenbäder* gehören ebenso in den Plan jeder guten Abhärtung. Dabei muß man sich vor Übertreibungen hüten. Gar zu gern wird heute das Sonnenbad benutzt, um mit einer braunen Haut zu imponieren; sie ist aber kein Zeichen von Gesundheit. Durch zu starke Einwirkung der Sonne können im Gegenteil Schäden auftreten: Vorzeitige Alterung der Haut, eventuell sogar Entstehung bösartiger Geschwülste. Nicht das Liegen in der Sonne, sondern die Bewegung ist zu empfehlen. Regelmäßige sportliche Betätigung in der freien Natur ist besser als einmal jährlich im Urlaub tagelang in der Sonne zu liegen.

So verstehe ich auch den Satz Kötschaus: *„Jeder Organismus muß sich mit Wetter und Wind, Luft und Sonne, Klima und Strapazen der freien Natur auseinandersetzen, genauer, an sie aktiv anpassen, um ökologisch ‚in Ordnung' zu sein."* Vorzügliche Anleitungen zum Abhärten vermittelt die Kneipp-Therapie. Sie besteht aus Armbädern, Wassertreten, Wechselfußbädern, Ganzwaschungen, Güssen und vor allem Tautreten und Luftbädern. Schon Pfarrer Kneipp hat dies erkannt und seine Folgerungen für die Therapie daraus gezogen. Er hat einmal gesagt: *„Die Abgehärteten greift nichts an, die Verweichlichten bringt jedes Blatt Papier zur Aufregung."* Auch zu Hause, wenn keine Wiese vorhanden ist, gibt es in einer Badewanne oder einem Waschtrog (Eimer) immer Gelegenheit dazu. Wer sich an die häuslichen „Kneippereien" erst einmal gewöhnt hat, wird bald merken, wie wohltuend und kräftigend sie wirken. Es kostet anfangs vielleicht ein bißchen Überwindung, z. B. mit dem kalten Wasser Freundschaft zu schließen. Aber nach kurzer Zeit wird man seinen belebenden Reiz nicht mehr missen wollen. Entscheidend für den Erfolg ist allerdings die regelmäßige Anwendung, denn die Kneippschen Maßnahmen, die der Abhärtung dienen, sind ja sozusagen ein „Körpertraining“. Und man weiß vom Sport her, daß man im Training sein muß, um fit zu bleiben. Wer in der Wohnung weder Bad noch Dusche hat, sollte sich an jedem Morgen kalt abwaschen. Der Verbrauch von Seife ist aber kein Maßstab für Sauberkeit. Körperteile, die bekleidet sind, müssen nicht täglich, eventuell mehrmals, mit Seife gereinigt werden. Waschen, Baden und Duschen, erst warm, dann kalt, reinigt alle Poren und erhält den biologisch wichtigen Säure- und Fettmantel der Haut. Dadurch wird der Körper gut durchblutet und ist in der Lage, Infekte (Grippe, Schnupfen, Husten usw.) abzuwehren. Die Abwehrfunktion beispielsweise der Schleimhäute der oberen Luftwege hängt von deren optimaler Durchblutung ab. Ist man einmal abgehärtet, führen selbst kalte und nasse Füße nicht unbedingt mehr zu Erkrankungen. Körperliches Training unterstützt dabei gute Kältegewöhnung (Franke).

Eine weitere Art der physikalischen Therapie ist die *Massage.* Sie kann zur Unterstützung anderer Heilmaßnahmen gut sein. Aber ein Bewegungstherapeut ist besser als 3 Masseure, denn die bei vielen so sehr beliebte Massage fördert oft nur die Passivität derjenigen, denen in erster Linie aktive Bewegung helfen sollte. Besonders günstig ist die Bürstenmassage zu beurteilen, die man bei sich selbst anwendet. Die Bürstung kann entweder in großen Längsstrichen oder in kleinen kreisenden Bewegungen ausgeführt werden. Die Bürste wird immer weich angesetzt und mit sanftem (bei Gewöhnung mit gesteigertem) Druck streichend „zum Herzen hin“ geführt. Ein Abheben der Bürste ist zeit- und kraftraubend, deshalb erfolgt der Rückweg drucklos, jedoch auf der Haut. Man beginnt am besten an den Beinen (rechtes Bein, linkes Bein) und bürstet dann die Arme (rechter Arm, linker Arm), wobei die Gesamtlänge von Bein oder Arm in einer Bahn gebürstet werden kann oder nacheinander (evtl. bei hochgestelltem Fuß) Oberschenkel/Oberarm, Unterschenkel/Unterarm, Fuß/Hand mit abschließenden Längsbahnen an Außen- wie (empfindlicherer) Innenseite von Bein/Arm. Die Bürstung von Rücken (bei der Selbstmassage mittels einer Stilbürste, auf- und abwärts, in Richtung zum Herzen hin betont) und Becken (rechte Hand bürstet die rechte Beckenhälfte, linke Hand die linke Beckenhälfte), Brustkorb und Bauchdecke erfolgt nach der zunächst entstauenden und danach einströmenden Trockenbürstung von Armen und Beinen. Am Brustkorb massiert man mit leichterem Druck. Schon am Morgen genügt eine 2–4minütige Anwendung, um die Blutzirkulation in Gang zu bringen. Das wohlige Wärmegefühl ist subjektiv angenehm. Der biologisch wichtige „Säuremantel“ der Haut bleibt auch hier, im Gegensatz zu Waschungen mit Seife, erhalten. Abends sollten empfindliche Menschen vorsichtig sein, um den Schlafbeginn nicht zu stören.

Die Bedeutung des *Saunabades* sollte nicht über- und nicht unterbewertet werden. Seine Beeinflussung der Haut- und Kreislauffunktion entspricht in seiner Wirkung leichter Bewegungstherapie. Es handelt sich nur um eine passive Tätigkeit, die nicht mit aktivem Training gleichgesetzt werden darf. Echte Leistungssteigerung setzt aber aktive Betätigung voraus. Wichtiger wäre, am Tage mindestens einmal durch körperliche Anstrengungen zu schwitzen. Immer wieder wird die Frage gestellt, wer die Sauna besuchen darf. In Finnland gilt der Satz, wer selbst, d. h. ohne Hilfe, in die Sauna gehen kann, darf sie auch benutzen. Für Deutschland sollte etwas mehr Vorsicht gelten und in Zweifelsfällen, wegen der Beeinflussung des Herz- und Kreislaufsystems, ein Fachmann befragt werden. Fritzsche, als einer der besten Sachkenner nimmt dazu wie folgt Stellung: *„Man unterscheidet zwei ‚Phasen', das Erhitzen des Körpers und seine gezielte Abkühlung. Die Herzschlagfolge steigt in der Wärme um 50% (auf 100 bis 110 Schläge/min.); infolge Erweiterung der Blutgefäße sinkt der Widerstand, den das Herz zu überwinden hat, auf ca. die Hälfte ab; dadurch vermindert sich die Druckarbeit des Herzens. Die Herzkranzgefäße werden in der Wärme erweitert (auch krampflösende Wirkung). Bei der Abkühlung erfolgt dann wieder eine Normalisierung der Schlagfolge. Kalte Eintauchbäder führen vorübergehend zu einer Verminderung der Herzkranzgefäßdurchblutung. Warme Fußbäder heben diesen Zustand aber wieder auf. Bei Gesunden sehen wir in der Wärmephase leichtes, bei Hochdruckkranken starkes Absinken des oberen Blutdruckwertes. Bei Blutunterdruck erreicht man leichten Anstieg, der sich unter kräftigen Kaltanwendungen fortsetzt. Kalte Becken lassen auch bei Gesunden und besonders beim Hochdruckkranken den oberen Blutdruckwert mittel bis stark ansteigen. Eine Normalisierung erfolgt wieder durch Fußwarmbäder. Am besten vermeiden Hochdruckkranke das Tauchbad und kühlen sich mit einem Kneippschen Schlauch ab."*

Sitzen und Liegen

Da man in höheren Alter naturgemäß mehr sitzt als in jüngeren Jahren, sollte besonderer Wert auf gute Sitzmöbel gelegt werden. Es kommt dabei nicht auf Schönheit und modernes Aussehen, sondern auf Bequemlichkeit an. Die Industrie bietet heute formgerechte Stühle an, die in Zusammenarbeit mit Orthopäden (Schoberth) entwickelt sind. Besondere

Belastungen, vor allem für alte Menschen, sind lange Autofahrten. Ist der Sitz nicht formgerecht, sollte er durch Spezialkissen für den Rücken verbesert werden. Eine gute Entlastung für die Wirbelsäule ist öfteres Aufstehen, leichte gymnastische Lockerungsübungen auch während einer Autofahrt und des Fernsehens. Eine Lagerstatt, auf der sich die Wirbelsäule wieder erholen kann und das Rückgrat entlastet wird, soll durchaus nicht weich sein und jedem Druck des Körpers nachgeben, oder gar eine Mulde haben, in die man wohlig hineinsinkt. Die nicht zu weiche nachgiebige Matraze, auf der der Körper horizontal liegen kann, bietet dem Rückgrat die beste Erholung.

Schuhe und Kleidung

Ein weiterer Grund für schnelle Ermüdung ist schlechtes *Schuhwerk.* Der Fuß muß auch im Schuh seine natürliche Beweglichkeit behalten. Er muß beim Gehen gut abrollen können, und die Zehen sollten freies Spiel haben. Die Sandale ist das richtige, um den Fuß nach den Strapazen eines arbeitsreichen Tages oder einer modischen Vergewaltigung wieder ein wenig zu verwöhnen. Überhaupt ist der Wechsel des Schuhwerks ein Dienst an der Fußgesundheit. Eigentlich sollte man nie zwei Tage hintereinander dieselben Schuhe tragen, denn jeder Schuh drückt auf seine Weise. Dauerdruck aber führt zu Hornhaut und Hühneraugen. Die Haut handelt in Notwehr gegen die Belästigung und panzert sich an der Druckstelle mit Hornhaut ab. Aber so weit wollen wir es lieber gar nicht erst kommen lassen. Regelmäßig ein paar Minuten Fußgymnastik, können Fußschäden vorbeugen und Fehler wiedergutmachen. Sportschuhe sind dabei nicht Bedingung, denn besser übt man in dicken Socken auf Textilboden oder barfuß. Täglich sollten wir den geplagten Füßen die Wohltat einer kühlen Waschung gönnen. Das ist nicht nur eine Forderung der Hygiene, sondern auch eine gesundheitliche Notwendigkeit. Die Waschung regt die Durchblutung an, belebt und strafft das Gewebe und reguliert die Schweißabsonderung.

Bequeme *Kleidung* erleichtert jedes sportliche Programm. Zwar wird man kaum von alten Menschen verlangen können, daß sie Sportkleidung anlegen, aber ein Trainingsanzug oder vielleicht eine lange Hose, auch für unsere Damen, was heute ja durchaus der gültigen Mode entspricht, hat einige Vorteile. Eine unabdingbare Voraussetzung ist es aber nicht für eine Übungsstunde. Achten sollte man auf das richtige Gewebe. Die natürlichen Fasern (Baumwolle, Wolle, Leinen und Seide) haben ein gutes, synthetische Fasern (Nylon, Perlon, Dralon usw.) ein schlechtes Wasserleitungsvermögen, d. h. die ersteren nehmen den Schweiß besser auf und bringen ihn zur Verdunstung. Baumwolle ist außerdem kochbar, reiß- und zugfest. Bei schlechter Verdunstung kann es zu einem Wärmestau kommen, wodurch unnötig viel Blut in die Haut fließt, anstatt dem arbeitenden Muskel zu besserer Leistungsfähigkeit und geringerer Ermüdung zu verhelfen.

Ernährung

Unter den vielen Faktoren, die das körperliche und seelische Befinden in jedem Lebensalter beeinflussen, spielt mit fortschreitendem Alter die Ernährung eine immer wichtigere Rolle. Übergewicht und körperliche Trägheit als Folge von Fehlernährung sind nach Feststellung vieler Wissenschaftler und Ärzte die häufigste Ursache für viele Beschwerden, Leiden und Hilflosigkeit alternder Menschen unserer Zeit. Die Lebensdauer eines gesunden Menschen könnte um 5–10 Jahre verlängert werden, wenn eine dem Alter angepaßte Ernährung durchgeführt werden würde. Es bestehen eindeutige Zusammenhänge zwischen Überernährung und Herz-Kreislauferkrankungen, Bluthochdruck, Diabetes und Gicht und sonstigen Stoffwechselstörungen. Vor allem alte Menschen sollten sich knapp ernähren, da der Kalorienbedarf ständig abnimmt.

Kalorienbedarf

Alter (Jahre)	Männer	Frauen
20–30	3200	2300
30–40	3100	2225
40–50	3000	2160
50–60	2775	1990
60–70	2565	1825
–70	2110	1585

Der Eiweißanteil im Alter sollte gegenüber Fett und Kohlenhydraten erhöht werden, denn gutes Eiweiß ist für alte Menschen ein wesentlicher Bestandteil der Ernährung. Es sollte aus hochwertigem Pflanzeneiweiß

(Soja, Kartoffeln, Hülsenfrüchten) und tierischem Eiweiß bestehen. Bei Eiern ist zu bedenken, daß Eigelb einen hohen Cholesteringehalt hat. Ein Ei pro Tag, wobei die beim Kochen, Backen und Braten verwendeten Eier berücksichtigt werden müssen, genügt. Das Eiweiß in der Nahrung des alten Menschen muß in einer gut bekömmlichen Form angeboten werden. Eine besonders gute Verdaulichkeit weist das Milcheiweiß auf, wie es in der Trinkmilch, Dickmilch und Buttermilch sowie in Joghurt, Quark und Käse enthalten ist. In 1/2 l Milch sind 17 Gramm Eiweiß, in 100 Gramm Käse, je nach Sorte, 20 bis 37 Gramm und in 1 Becher Joghurt etwa 8 Gramm. Milch und Milchprodukte können wesentlich dazu beitragen, daß der Bedarf des älteren Menschen an tierischem Eiweiß gedeckt wird.

Bei den Fetten ist auf einen hohen Anteil von ungesättigten Fettsäuren zu achten, da diese in der Lage sind, den Fettstoffwechsel zu normalisieren. Maiskeim-, Sonnenblumen-, Lein-, Distel-Öl oder auch die Margarinesorten mit diesen Ölen sind zu bevorzugen. Butter gilt immer noch als besonderes gut verträgliches und schmackhaftes Fett. Bei erhöhten Blutfettwerten ist Vorsicht geboten. Die Höhe des Fettverbrauches ist nach dem Kilogewicht zu berechnen, d. h. ein 70 kg schwerer Mensch soll höchstens 70 g pro Tag verzehren.

Reichlicher Genuß von Kohlenhydraten (Zucker, Stärke, Mehl, vor allem in Form von süßen Speisen) verursacht die größte Gefahr der Überernährung. Bei Brotsorten ist Vollkornbrot schon wegen der Wirkung auf die Darmtätigkeit und Zahnbeanspruchung günstig.

Im einzelnen kann hier auf spezielle Krankheiten, die auf Ernährungsfehlern beruhen, nicht eingegangen werden. Sicher ist, daß Diabetes (Zuckererkrankung), Arteriosklerose (mit ihrer Auswirkung auf viele Organe des Menschen), Leber- und Gallenerkrankungen, Gicht und Hochdruck durch eine entsprechende Diät zu beeinflussen sind. Schwierig wird das Problem dadurch, daß die Gemeinschaftsverpflegung, wie sie heute vor allem in Heimen, aber auch Krankenhäusern und Sanatorien geboten wird, ernährungsphysiologisch nicht immer richtig zusammengesetzt ist. Sie enthält oft durchschnittlich über 40% Fett und dürfte höchstens 20 bis 30% betragen. Sicherlich könnte hier durch moderne Speisepläne viel gebessert werden.

Steigert sich die körperliche Tätigkeit durch intensives Training, kann man die Nahrungszufuhr erhöhen, sofern man nicht aus Abmagerungsgründen die Kalorienmengen beibehalten will. Folgende Tabelle gibt eine Übersicht über den Kalorienumsatz für eine Minute:

Tischtennis	3,5
Radfahren	4,9
Federball	6,8
Gartenarbeiten	6,8
Schwimmen	10,1
Geländelauf	10,6
Skiwandern	11,9

Eine ähnliche Berechnung ergibt folgende Werte:

1 Stunde Tätigkeit im Haushalt	80 Kalorien
1 Stunde Spazierengehen	200 Kalorien
1 Stunde Radfahren	300 Kalorien
1 Stunde Schwimmen	400 Kalorien
1 Stunde Gymnastik	500 Kalorien
1 Stunde Dauerlauf	600 Kalorien

Wichtig ist es, daß jeder das Ziel seiner Bemühungen kennt: das „ideale Körpergewicht". Ideal wird es deshalb genannt, weil die Statistiker ihm nachrühmen, daß es seinem Besitzer die beste Lebenserwartung verspricht. Vom Durchschnittsgewicht, das meist in den Tabellen an öffentlichen Münzwaagen und in Taschenkalendern angegeben wird, unterscheidet sich das Idealgewicht insofern, als es niedriger liegt. Um es zu berechnen, setzt man die Anzahl der Zentimeter über einen Meter Körpergröße gleich Kilogramm und zieht von diesem Wert 10% ab.

Beispiel: 1,75 m = 75 kg abzüglich 7,5 kg = 67,5 kg

Weiter ist zu beachten, daß mehr ballastreiche Nahrungsmittel gegessen werden, d. h. solche, die unverdauliche Faserstoffe enthalten. Hierhin gehört das Vollkornbrot mit seinem Zelluloseanteil, im Gegensatz zum Weißbrot, sowie viele Obst- und Gemüsesorten.

Der menschliche Darm braucht die Ballaststoffe zur Erzielung einer guten und regelmäßigen Verdauung. Manche Zivilisationskrankheit könnte dadurch vermieden werden. Hochgereinigte Kohlenhydrate wie Traubenzucker sollten Kranken und Leistungssportlern in Ausnahmefällen vorbehalten bleiben. Eine Modetorheit ist es, Obst und Gemüse als Saft, und nicht in natürlicher Form oder zerkleinert, zu genießen. Der Entsafter gehört nicht in die normale Küche. Worauf kommt es bei richtiger Ernährung weiter an? Maßhalten kann man auch hier ganz allgemein empfehlen, ferner Regelmäßigkeit. Lieber fünf statt drei, d. h. lieber öfter kleine, als nur 2 oder 3 große Mahlzeiten.

Die Höhe der täglichen Nahrungszufuhr hängt jedoch vom Umfang der körperlichen Beanspruchung ab. Abwechslung sollte man außerdem in den Speisezettel bringen; um so sicherer ißt man dadurch alles, was der Körper braucht. Essen sollte man auch als Lebensfreude empfinden und dankbar genießen; dann bekommt es besser.

Man bedenke:
Ein paar Sekunden auf der Zunge,
ein paar Stunden im Magen,
lebenslang auf der Hüfte!

Die körperliche Betätigung muß grundsätzlich vor den Mahlzeiten ausgeübt werden. Der Verdauungsvorgang ist ein Prozeß, der jeden Organismus mehr oder minder belastet. Eine Pause von 1–2 Stunden nach dem Essen sollte eingehalten werden.

Übergewicht beruht nur ganz selten auf Veranlagung oder hormoneller Fehlsteuerung, am wenigsten aber auf starkem Knochenbau. Neben dem guten Essen ist der Bewegungsmangel dafür verantwortlich. Ausgleichen kann man es durch körperliche Tätigkeit. So verringert täglich ½ Stunde Radfahren für ½ Jahr das Gewicht um 10 Pfund, und wer täglich eine Stunde zügig spazierengeht, kann in jedem ¼ Jahr 5 Pfund Fett abbauen.

Genußmittel

Genußmittel sind keine Nahrungsmittel und sollen sie auch nicht ersetzen. Für alte Menschen können sie dennoch eine willkommene Hilfe im Alltag sein. Aber ihre Nachteile muß man bedenken. Mäßigkeit ist immer geboten. Über das Rauchen als gefährlichem Risikofaktor ist bereits in dem entsprechenden Kapitel berichtet worden (Seite 19).

Der Alkohol ist, in großen Mengen genossen, Gift für den ganzen Körper, besonders gefährlich für die Leber, aber auch das Herz, wobei schon die Flüssigkeitsmenge eine Belastung ist. Dazu kommt, daß bei Trinkern der Alkohol oft die zum Leben nötige Nahrung ersetzt, so daß vor allem Eiweißmangel auftritt. Ein Glas Bier oder Wein am Abend dagegen kann zur Förderung des Schlafes nützlich sein und erhöht nicht selten die Lebensfreude alter Menschen.

Koffeinhaltige Getränke wie Kaffee und Tee sind mäßig genossen nicht zu beanstanden. Sie erhöhen sogar den Gehirnstoffwechsel und verbessern dadurch verzögertes Aufwachen, worüber viele Senioren klagen. Die Menge sollte, über den Tag verteilt, drei bis 4 Tassen des Getränkes nicht übersteigen, da vor allem nervöse Menschen sich sonst Schaden zufügen. Aber auch der Magen kann ungünstig reagieren. Viele vertragen koffeinfreien Kaffee oder Tee besser. Im übrigen können Milch oder Sahne die Verträglichkeit erhöhen. Der moderne Mensch muß mit der Zivilisation leben. Ihre Vorteile sollte er genießen, die Nachteile möglichst umgehen.

Urlaub

Alte Menschen müssen oft lernen, richtig Urlaub zu machen, einmal bei der kritischen Auslese des geeigneten Ortes, zum anderen, wie man sich im Urlaub verhält. Der Weisheit letzter Schluß ist nicht der Aufenthalt für 1/4 Jahr auf Mallorca, denn hier lauern oft Gefahren: Einsamkeit in fremder Umgebung und ungewohntes Klima. Die ärztliche Versorgung bietet oft Schwierigkeiten. Urlaub sollte nicht nur der Ausspannung, sondern auch der Spannung dienen. Jeder Gesunde oder Gesundende braucht im Urlaub Bewegung. Schon 1 bis 2 Monate vor Beginn kann man sich durch Ausgleichsgymnastik oder tägliche Spaziergänge, Wochenendwanderungen oder Radfahrten vorbereiten. Schlaf- und Erholungszeiten müssen reichlich bemessen sein. Urlaub und Sport sollen unbedingt in sauberer Luft erlebt werden. Beim Urlaub in unseren deutschen Kurorten ist daran zu denken, die ortsüblichen Wander- und Kurwege zu benutzen. Sie sind gestaffelt nach Steigungen und Länge und werden von den ansässigen Ärzten wie Medikamente oder physikalische Therapie verordnet, anfangs mit geringer, später, bei Kräftigung des Organismus, mit erhöhter Belastung. Darüber hinaus können Wanderwege in der Umgebung das Angebot vergrößern.

Erstmals im Jahr 1973 lief die Aktion „Turn mit im Urlaub" des DTB. In einem Aufruf an alle Turnvereine der Kur- und Erholungsgebiete wurde angeregt, während der Urlaubszeit die Turn- und Sporthallen offen zu halten. Viele konnten somit in den Bergen oder an der See unter fachkundiger Anleitung im Turnverein Leibesübung treiben. „Turn mit im Urlaub" ist nicht auf ein Wochenende oder wenige Tage beschränkt. Es ist mindestens ein Saisonprogramm und umfaßt Gymnastikkurse für Männer und Frauen für alle Lebensalter, Spaziergänge und Wanderungen. Nichtschwimmer können schwimmen lernen und Tanzlustige das Tanzbein schwingen.

Abschließend ist zu sagen, daß Erholung im Urlaub durch körperliche Aktivität wesentlich gesteigert wird. Vergleiche an aktiven und faulenzenden Urlaubern haben dies klar bewiesen. Wer fit aus den Ferien kommt, bringt mehr mit nach Hause: mehr Gesundheit, mehr Spannkraft, mehr Erinnerungen.

Pensionierung

Bis zum Beginn des 6. Jahrzehnts wird die Pensionierung herbeigesehnt. Je näher sie aber heranrückt, desto mehr möchte man sie aufschieben. Der Pensionsschock ist keine Krankheit im engeren Sinn, aber er belastet oft ungewöhnlich stark. Sogar Todesfälle treten auf. Gefährdet ist vor allem der leistungsbezogene, verantwortungsbewußte und wettbewerbsbejahende Typ. Angst, Spannung und innere Unruhe kennzeichnen seine Psyche. Menschen dieser Art finden sich in allen Berufsgruppen. Unter den vielen Hobbies, die uns heute helfen können, die Öde und Langeweile nach Abschluß der beruflichen Tätigkeit zu vertreiben, steht der Sport ganz vorn, ohne ein Hobby im eigentlichen Sinn zu sein. Körperliche Bewegung der verschiedensten Art kann sogar ein Hobby ergänzen. Die Angst vor dem Ruhestand, hervorgerufen durch mangelnde Anerkennung und Ablehnung des Alters, ist ein typisches Zeichen unserer Tage. Noch nie ist dem Alter mit so wenig Achtung begegnet worden wie heute. Das spürt und fühlt der Betroffene. Das Belastende ist nicht so sehr das nahende Ende des Lebens als vielmehr das eigene Eingeständnis, *„nicht erfüllt genug gelebt und mit seinem Leben verfahren zu haben“*. Auch wird das größere Maß an Freizeit für viele alternde Menschen gleichbedeutend mit Einsamkeit und Leere. Gelegentlich spürt man auch schon vor dem völligen Ausscheiden aus der bisherigen Stellung eine immer größere Kluft zwischen der geforderten und der erfüllbaren Leistung. Die 60jährige Frau, der 65jährige Mann, die nach einem arbeitsreichen Berufsleben die Altersgrenze erreicht haben und in den wohlverdienten Ruhestand treten, sollten sich gerade jetzt bewegen. Wenn in früheren Jahren vielleicht keine Zeit vorhanden war, so ist der Zeitpunkt nach Abschluß des Berufslebens gekommen, sich um die Pflege und Erhaltung der Gesundheit intensiv zu kümmern. Hierbei hilft vernünftiger Alterssport, der unter guter Leitung und in fröhlicher Gesellschaft betrieben wird. Auch für die Öffentlichkeit, den Staat, die Kirche, kommunale Verbände und natürlich Privatunternehmen jeder Größe, wäre dies eine lohnende und wichtige Aufgabe. Leider haben bei uns aber bisher nur wenige, und zwar ausnahmslos große Firmen ein Programm (Bayer, Siemens u. a.). Es soll hier nicht von den üblichen Pensionärstreffen oder Weihnachtsfeiern die Rede sein, sondern von aktiver Betätigung beim sportlichen Training der Ruheständler (Esso-Hamburg). Ähnlich vorbildlich ist die Situation in den IBM-Clubs mit seinen 22 Hobby- und Sportarten. Wünschenswert wäre besonders ein fließender Übergang zwischen Berufs- und Pensionärszeit und Erhaltung der Kontaktmöglichkeit durch Zugang zu Freizeitclubs und anderen hausinternen Einrichtungen der alten Firma nach der Pensionierung. Schließlich sollte Beratung beim Übergang in den Ruhestand ebenso eine sozialpolitische Aufgabe sein, wie etwa Schwangeren-, Mütter- und Erziehungsberatung (Paul), denn Einsamkeit und soziale Isolierung gehören zu den größten Problemen unserer Zeit.

Autogenes Training und Yoga

Die Bewegungstherapie ist nicht die einzige Methode, um sich zu erholen und zu entspannen. Autogenes Training und Yoga bekommen daneben immer mehr Bedeutung. Vor etwa 60 Jahren hat I. H. Schultz auf der Grundlage der Hypnose das autogene Training als „Selbsthypnose" entwickelt. Mit Hilfe dieser „konzentrativen Selbstentspannung" ist es möglich, das Nervensystem zu beeinflussen. Es kommt dabei zu einer „Umstimmung", wodurch der Mensch z. B. jederzeit Ruhe und Gelassenheit finden kann. Damit ist das autogene Training eine der Maßnahmen, die Gesundheit zu bewahren (Eberlein). Wer erst einmal die Fähigkeit besitzt, mit seiner Hilfe die Organe und Organsysteme zu beeinflussen, erfährt darüber hinaus eine Reifung an sich selbst. Autogenes Training ist auch ein ausgezeichnetes Hilfsmittel, wenn nervöse Störungen, wie etwa beim falschen Wach-Schlaf-Rhythmus, vorhanden sind. Zum Erlernen gehören oft viel Geduld und gute Lehrmeister. Wichtig ist, zumindest anfänglich, in der Gruppe zu üben.

In den letzten Jahren ist als Konkurrent des autogenen Trainings die Yoga-Methode aus Indien zu uns gekommen.

Auch hier wirkt geistige Konzentration, aber verbunden mit Gymnastik. Mit beiden Methoden kann der Mensch im Unterbewußtsein ablaufende Organvorgänge willkürlich beeinflussen. Im Yoga werden Dehn-, Haltungs- und Bewegungsübungen benutzt, um die Blutbewegung und damit die Organe des Menschen anzuregen. (Beckmann weist darauf hin, daß bei Übungen mit längeren isometrischen (siehe da) Muskelanspannungen erhebliche Steigerungen des Blutdruckes eintreten können.) Vorsicht bei Hochdruckkranken ist dabei ebenso geboten, wie beim Kopfstand. Yoga ist die Lehre und Praxis, den Menschen durch bestimmte Körperübungen, gezielte und methodische Atemübungen und durch die Ausbildung der Konzentrations- und Entspannungsfähigkeit von Beschwerden und Störungen zu befreien, ihn zur absoluten Beherrschung von Körper, Seele und Geist zu führen und dadurch zu vervollkommnen. Yoga ist also mit anderen Worten ein körperlich-seelisch-geistiges Training.

Atmung

Atmen bedeutet Sauerstoffaufnahme und Kohlensäureabgabe in der Lunge, denn nur so kann der Mensch leben. In Ruhe ist der Austausch dieser Stoffe gering, bei Bewegung wird er gesteigert. So hat Spazierengehen nur eine geringe Wirkung mit etwa 0,5–0,7 L, intensivere körperliche Betätigung, wie leichtes Traben dagegen mit 1,5–2 L pro Minute (v. Aaken). Aber auch gute Atemgymnastik verbessert die Ventilation der Lunge, z. B. durch „Schnüffeln" beim Einatmen und „Summen" beim Ausatmen.

Tirala faßt seine Erfahrung wie folgt zusammen: *„Man sitzt auf einem bequemen Sessel, legt seine beiden Hände auf den Bauch, drückt den Bauch wirbelsäulenwärts und atmet dabei aus, zieht den Bauch noch kräftig ein, beugt sich dabei nach vorn, so daß der Oberkörper fast die Oberschenkel berührt. Dann richtet man sich langsam wieder auf und atmet gleichzeitig tief durch die Nase ein. Dadurch rückt zuerst der Bauch heraus, und wenn sich der Körper nun etwa unter einem Winkel von 45 Grad zum Oberschenkel befindet, dann beginnt die Brustatmung; sie wird durchgeführt, bis der Oberkörper lotrecht ist. Dabei dürfen natürlich die Schultern nicht hochgezogen werden, sondern man soll, um die volle Brustatmung im Sitzen zu erreichen, die Schulterblätter herabziehen und versuchen, sich möglichst gerade aufrecht zu setzen und die Wirbelsäule zu strecken . . . Nach der Ausatmung soll man eine Pause eintreten lassen, indem man sich bequem legt oder setzt, ½ bis 1 ½ Minuten normal atmet, um dem Herzen Zeit zu geben, sich von der Anstrengung der Tiefatmung vollständig zu erholen."*

Bekanntlich ist im Alter durch die zunehmende Starre des Brustkorbs der Sauerstoffaustausch in der Lunge herabgesetzt. Deshalb ist es wichtig, besonders auf gute Ausatmung zu achten, zumal die Lunge leicht in einer vergrößerten Einatmungsstellung stehen bleibt (Alterslungenblähung). Aber auch vor zu starker Betonung und zu häufiger Anwendung von Atemübungen, vor allem im Alter, ist zu warnen.

Gutes Atmen können wir durch dreierlei Möglichkeiten erreichen:

1. Die speziellen Atemübungen bei der Atemgymnastik. Sie müssen von Spezialisten gelehrt werden.
2. Das bewußte Atmen während der allgemeinen Gymnastik. Hier sollte der Übungsleiter immer wieder zum richtigen Atmen anregen und falsches Atmen korrigieren.
3. Das mehr oder minder unbewußte Atmen bei höherer körperlicher Beanspruchung, wie Traben, Laufen, Spielen, Radfahren usw. Korrekturen sind hier kaum notwendig, denn der erhöhte Sauerstoffverbrauch erfordert ohnehin vertiefte und verbesserte Atmung.

Schließlich sollte man am Tage öfters, am besten am offenen Fenster, bewußt richtig atmen.

Schluß

Körperliche Betätigung durch Ausnutzung aller Möglichkeiten, die uns im Alter geblieben sind, bedeuten einen wichtigen Teil des „Tätigen Ruhestandes“. Eine gute Hilfe ist dabei, schon frühzeitig zu beginnen. Jeder Mensch ist hierzu aufgerufen, ob einzeln oder in einer Gemeinschaft. Welche Form sich jeder aussucht, hängt von den örtlichen Gegebenheiten und der persönlichen Einstellung ab. Körper, Geist und Seele sind einander zugeordnet, hängen voneinander ab, befruchten einander. Dieses uralte Wissensgut war Jahrhunderte vergessen. Im 17. Jahrhundert begann man, sich wieder darauf zu besinnen, und fortschrittliche Männer wie Pestalozzi, Fröbel, Guts Muths und Jahn führten das allgemeine Bildungsideal unter Einfluß der Leibesübungen wieder in unser Bewußtsein. Es sähe schlecht um die Zukunft des Menschen aus, wenn diese Einheit wieder zerstört werden würde. Das wäre der Fall, wenn körperliche Übungen lediglich die Muskeln stärken würden. Sie beanspruchen auch die Tätigkeit des Gehirns und stellen damit eine geistige Funktion dar. Welches Mißverständnis, daß in einem gesunden Körper zwangsläufig ein gesunder Geist wohne! (mens sana in corpore sano.) Jahrzehnte ist dieser Spruch oft und meist falsch zitiert worden. Es muß vielmehr richtig heißen: Man soll hierum bitten, und was kann das anders heißen, als sich regelmäßig darum bemühen, dieses Ziel zu erreichen. Der Geist ist nicht der unumschränkte Herrscher über den Körper. Aber der Körper hält den Geist auch nicht in absoluter Knechtschaft. Beide sind einander heilsam (Hartmann). Übung in der Gemeinschaft mit Gleichaltrigen und Gleichgesinnten führen zur Harmonie von Körper, Geist und Seele.

Meine Aufgabe war es, einen Weg zu weisen, durch körperliche Aktivität bis ins hohe Alter gesund zu bleiben. **Man fördert den alten Menschen, indem man ihn fordert.** Jeder sollte sich Aufgaben stellen, um der Gefahr der Untätigkeit und des Nichtausgefülltseins zu entgehen. **Für den Beginn ist es nie zu spät.**

Anschriften

Aktion Goldener Schuh. 6719 Weisenheim am Berg, Postfach 10.

Arbeitskreis für Tanz im Bundesgebiet, Sektion Tanzen mit Senioren, 5400 Koblenz-Karthause, Rüstern-Allee 19.

Berufsverband staatl. anerkannter Altenpfleger- und -innen, 6454 Bruchköbel-Hanau, Vogelsbergstr. 19.

Deutscher Sportbund (DSB) 6 Frankfurt 71, Otto Fleckschneise 12.

Deutscher Turnerbund (DTB) 6 Frankfurt 71, Otto Fleckschneise 8.

Kneipp-Bund, 8 München 60, Postfach 264.

Lebensabendbewegung, 35 Kassel, Postfach 2257.

Verband Sport für betagte Bürger, 4050 Mönchengladbach, Hensgesweiderweg 51.

Literatur-Verzeichnis

Aaken, van E.: Programmiert für 100 Lebensjahre, Pohl-Verlag, Celle 1974.

Apholt: Modellplanung einer Bildungsveranstaltung mit älteren Menschen, 4971, Ahlsen-Reineberg 1976.

Beckmann, P.: Motivation und Praxis von Bewegungsübungen älterer Personen, Geriatrie 6. 4. 1976.

Brügmann, A.: Gymnastikstunde mit Senioren, in „Altenpflege", Nr. 1, 2, 3, 4 u.m ff., Verlag C. R. Vincentz, Hannover 1.

Brügmann, E.: Sport für ältere Menschen, Goldmann-Verlag, München 1974.

– Die Bedeutung des Bewegungstrainings für ältere und alte Menschen, in „Altenpflege", Nr. 4, 1976.

– Gymnastik, Spiele, Tanz, in „Altenpflege" Nr. 3, 1977.

– Wer sich bewegt, lebt länger, in „Seniorenbriefe" Nr. 2, Offenbach 1977.

– Geriatrie erscheint im September, genaue Literaturstelle wird nachgeliefert.

Cooper, K.: Bewegungstraining, Fischer-Bücherei 1971.

Franke, K.: Moderne Abhärtungsprobleme, Verlag Goldmann, München.

Fritzsche, I. u. W.: ABC des Sauna-Badens, Fachverlag Sauna, Halle Westf. 1971.

Hettinger, Th.: Fit sein – Fit bleiben, Verlag Thieme, Stuttgart 1966.

Hollmann, W.: Körperliches Training als Prävention von Herz- und Kreislaufkrankheiten, Stuttgart 1968.

Junge-Hülsing, G.: Therapiewoche 1972.

Kohlrausch, W.: Die Bedeutung der entspannenden Gymnastik in der allgemeinen Therapie, Therapiewoche 1960.

Lang, E.: Medizinische Aspekte des Breitensports, Fischer-Verlag, Stuttgart 1976.

– Wie das Körpertraining alter Menschen aussehen sollte, in „Der praktische Arzt" März 1977.

Schmidt, J.: Geeignete Sportarten für den alternden Menschen, Med. Klinik 9, 1974.

Schriftenreihe der Barmer Ersatzkasse und der DAK.

Schwäbischer Turnerbund, Beiträge zur Altengymnastik, 1976, Stuttgart.

Steinmann, B.: Schweizer Vereinigung für Altersturnen, Bern.

Thomae, Biberach: Wendepunkt Herzinfarkt, das Leben danach, 1973.

Weiß, U.: Schweizer Vereinigung für Altersturnen.

Zweiter Teil

Altersgemäße Gymnastik

von Sozialpädagogin, grad. Brigitte Becker

Die Autorin des Zweiten Teiles: „Altersgemäße Gymnastik“

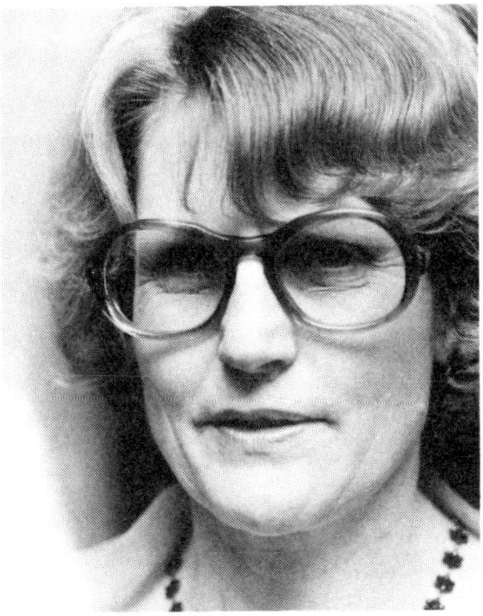

Brigitte Becker, Sozialpädagogin grad.

Frau Brigitte Becker, Jahrgang 1923, nimmt seit vielen Jahren freiberuflicher Tätigkeit in der Seniorenarbeit als Sozialpädagogin in täglicher praktischer Konfrontation an den Sorgen und Problemen des älteren und alten Menschen teil. Sie weiß, „wo der Schuh drückt“, sie spürt, was der alte Mensch braucht.

Ihre Arbeit ist für sie Aufgabe und stete Entwicklung. Nachdem sie die pädagogische Leitung von Kindersanatorien und Heilstätten lange Zeit inne hatte, wurde sie mit der Situation des alten Menschen konfrontiert.

Sie besuchte diverse Fortbildungskurse: „Psychologie des Alters“, „Gesprächsführung mit älteren Menschen“, „Altenseelsorge“, „Tanzen mit Senioren“, „Seniorengymnastik“, „Sport für Geschädigte am Stützapparat und nach Infarkt“. Sie will nunmehr in erster Linie dafür sorgen, daß andere Menschen, die, wie sie selbst bereit sind, aktiv zu werden, auch das entsprechende Handwerkszeug dazu bekommen. Deshalb führt sie Lehrgänge für Gymnastik, Spiel, Tanz und Festgestaltung durch, die sich an Altenclubleiterinnen und -leiter wenden.

Es ist ihr besonderes Anliegen, den *ganzen* älteren Menschen in der Einheit von Körper, Seele und Geist zu sehen, ihn und seine Bedürfnisse zu erfassen und ihn zu aktivieren.

Sie will die körperlichen Möglichkeiten erhalten und steigern, dafür sorgen, daß keine Resignation aufkommt und das Selbstbewußtsein gestärkt wird.

Frau B. Becker ist mit diesem Buch nicht das erste Mal an die Öffentlichkeit getreten. In der Kartei „Seniorenspiele“, die ebenfalls in diesem Verlag erschienen ist, hat sie ihre Kenntnisse und Erfahrungen auf dem Sektor „Spiel“ veröffentlicht. Mit diesem neuen Beitrag hofft Frau Becker, einen großen Kreis von Menschen zu erreichen, der die Seniorengymnastik als Aufgabe erkannt hat. In Referaten bei Lehrgängen und Tagungen sorgt sie für eine weite Verbreitung ihrer Ideen.

Inhalt

I. Einführung

„Wer stark, gesund und jung bleiben und seine Lebenszeit verlängern will, der sei mäßig in allem, atme reine Luft, treibe täglich Hautpflege und Körperübungen, halte den Kopf kühl, die Füße warm und heile ein kleines Weh durch Fasten eher als durch Arznei.“

Auf dieses Wort von Hippokrates, dem Begründer der griechischen Ärzteschule, der 460 vor Chr. geboren und 377 gestorben ist, sollten wir uns wieder besinnen. Ich möchte noch ergänzen: so wird man ein fröhlicher Mensch sein. Hippokrates hat ganz sicher seine Worte vom Stark-, Gesund- und Jungsein nicht nur auf den Körper bezogen, sondern auf den ganzen Menschen in seiner Einheit Seele-Geist-Leib. Wie wir selber etwas dazu beitragen können, um das Alter ein lohnendes Abenteuer werden zu lassen, wollen die nun folgenden Seiten ganz praktisch zeigen. Es geht um die Beweglichkeit. Dieser kleine Gymnastikkurs wendet sich an den alten Menschen, der sich entschließt, durch gymnastische Übungen besonders seinen Körper weiter zu entfalten. Aber auch denen will er Hilfen geben, denen das Leben mit den Älteren zur Aufgabe wurde. Jedes der folgenden Stundenprogramme will nicht verstanden werden als Soll einer Übungslektion. Alles kann und muß man kürzen und dem Leistungsniveau der Gruppe angleichen. Dasselbe gilt auch für die Ausgangsstellung: Sitz oder Stand. Erst dann ergibt sich Hilfe und Anregung, auch bei einer zehnminütigen Gymnastik am Kaffeetisch. Aus ihrem Aufbau wird man schnell ersehen können, daß die ganzheitliche Methode angewandt wurde: Es gibt nicht nur Übungen zur Kräftigung des Körpers. Das Geborgensein in der Gruppe, das Trainieren von Konzentration, Reaktion, Koordination, des Gedächtnisses, Gehörs und von vielem mehr spielen ebenso eine Rolle. Vor allem aber das fröhliche gemeinsame Tun. Der Wechsel von Spannung und Lockerung, Bewegung und Ruhe, Arbeit und Spiel usw. sind ausschlaggebend, dann werden selbst bei alten Menschen 60 Minuten nicht zu anstrengend. Natürlich sollte man nicht gleich mit einer muskelkräftigenden Übung (= isometrische Gymnastik) beginnen, denn der Körper will eingestimmt sein, und ebenso wirkt ein harmonischer Ausklang der Stunde weiter in den Tag nach. Meinen Gruppen wird jeweils die Entspannungsübung zum Höhepunkt.

II. Vorbereitende Überlegungen zur Arbeitsweise

a) Äußere Gegebenheiten

Alte Menschen mit für sie wesentlichen Hilfen vertraut zu machen, ist hier die Aufgabe. Unsere erste Überlegung gilt dem **Raum**, in dem wir Bewegungsübungen anbieten können. Möglich ist die Durchführung praktisch überall, im Eßraum, einem zugfreien Flur, bis zur Gymnastikhalle, wenn sie gut durchlüftet, sauber und hell sind. Am besten eignen sich teppichbespannte Schwingböden, damit die so wichtigen Fußübungen voll zu ihrem Recht kommen. Aber wo gibt es die? Wir helfen uns mit Socken oder Gymnastikschläppchen (wohlgemerkt, nicht hinten offenen Schlappen). Man rechnet mit 4 m^2 pro Person. Richten wir also die Größe unserer Gruppe nach den räumlichen Möglichkeiten. Mit 10–20 Teilnehmern ist gut zu arbeiten. Im Sommer ist ein schattiger Gartenplatz ideal.

b) Motivation

Leider gibt es kein Rezept, einen älteren Menschen zu motivieren. Auf jeden Fall sollten wir ihn nicht zwingen zu etwas, was er nicht kennt und wovon er keine oder eine falsche Vorstellung hat. Dazu gehört oft auch die Gymnastik. Es ist an uns, sie ihm erst vertraut zu machen. Erfahrungen zeigen:

Am wirkungsvollsten wäre die Aufklärung durch Zusammenarbeit mit dem Hausarzt. Weitere Möglichkeiten sind:

- Einführender Kurzvortrag eines Arztes mit eingeflochtenen wenigen Übungen zum Mitmachen und Ausprobieren.
- Die Einladung einer schon bestehenden Gymnastikgruppe.
- Besuch bei einer solchen Gruppe mit lebendiger Anschauung.
- Diavortrag oder kurzer Film, in denen auf jeden Fall Betagte bei den Übungen vorkommen müssen.

Ich warne vor Filmen, die nicht auf die Leistungsmöglichkeiten der Zuschauer Rücksicht nehmen.

Leider ist häufig die Angst vor dem Sich-Umkleiden-Müssen auch ein Hemmschuh.

c) Zeitwahl

In erster Linie kommt es darauf an, daß die Gymnastikstunde für den alten Menschen ein freudiges Ereignis wird. Dann sind kleinere Schwierigkeiten leichter zu überspielen. Bei der Wahl des Zeitpunkts der Veranstaltung sollte man daran denken, daß auch Senioren den Vormittag nicht zerrissen haben wollen. Für etwaige Wahl des Nachmittags ist das örtliche Klima zu berücksichtigen. Daß ein Abend aus vielerlei Gründen nicht in Frage kommt, muß nicht erst betont werden. Wenn möglich sollte die erhöhte körperliche Anstrengung nicht im Anschluß an eine Mahlzeit oder direkt vor ihr stattfinden. Es muß Zeit bleiben zum Ruhen und Frischmachen. Denkbar wäre auch eine kurze tägliche Morgengymnastik von 10 Minuten.

d) Die Gruppe und der Leiter

Angesprochen werden können Menschen in den verschiedensten Verhältnissen. Ob aus zaghaft Beginnenden eine Gemeinschaft wächst, hängt häufig von der Persönlichkeit des Leiters ab. Nicht auf sein großes sportliches Fachwissen kommt es an, sondern auf seine Ausstrahlung. Bei aller Fröhlichkeit, die er in der Arbeit vermittelt, muß der Grundton Ruhe sein. Hektisches Gebaren auch vor oder nach der Stunde überfordert die Teilnehmer. Wesentlich ist ferner der Umgangston. Nie sollten wir vergessen, daß wir Menschen vor uns haben, hinter denen ein langes Leben voller Erfahrungen liegt. Partnerschaftliches Verhalten, nicht kindisches oder gönnerhaftes ist angebracht. Die Entscheidung, nach welchen Gesichtspunkten er die Arbeit in seiner Gruppe aufbauen will, muß man dem Leiter selbst überlassen. Bewährt hat sich, die Übung und den Übungszweck beim Vor- und Mitmachen kurz zu erläutern. Meines Erachtens kommt es darauf an, die Vorgänge bewußt werden zu lassen, den Körper kennenzulernen und durch Hineinhorchen zu erspüren. Häufig hilft das Schließen der Augen; dies verstärkt die Konzentration. Bei der Gruppeneinteilung nach dem Leistungsprinzip vorzugehen, scheint mir fraglich. Das soziale Verhalten innerhalb der Gruppe wird dadurch beeinträchtigt: Sieht der eine für sich neue lohnende Aufgaben, so ist der andere erfreut über einen helfenden oder beratenden Menschen. Dazu gehört auch das Erkunden der Ursache, warum ein Gruppenmitglied mehrere Male hintereinander fehlte. Es muß nicht Sache des Leiters sein, einen Krankenbesuch zu machen. Hat in einem Gymnastikkurs ein gruppendynamischer Prozeß stattgefunden, kann er solche Aufgaben aufteilen, und sie werden auch freudig übernommen: z. B. das Führen des Geburtstagskalenders, damit das Geburtstagskind ein Lied gesungen oder eine Blume aus dem Garten überreicht bekommt, oder auch die Vorbereitung einer gemeinsamen Unternehmung, wie ein Spaziergang mit anschließendem Kaffeetrinken.

Jedes Mitglied muß sich so angenommen fühlen, als sei es **seine** Gruppe und die Stunde speziell für es abgehalten worden.

e) Methodische Hinweise

Auf die Leistungsfähigkeit jedes einzelnen gut abgestimmt, dürfen die gymnastischen Übungen nicht zu schwer aber auch nicht zu leicht sein. Sie werden in gemäßigtem Tempo durchgeführt. Dies betrifft auch die Länge der einzelnen Übung. Maßstab ist nicht unbedingt das schwächste Glied, aber man ermutigt immer wieder, auch vorzeitig abbrechen zu können. Es gilt die Regel nur zu üben,

- bis die Luft knapp wird,
- bis die Schläfe klopft,
- bis zur Schmerzgrenze.

Zwischen zwei Übungen sollte eine kurze Pause (Entspannung) eingeschoben werden – auch zum Schwatzen und Lachen! Die Länge dieser Pausen hängt von der Leistung der Gruppe ab. Bei allen muß das Herz wieder seinen Rhythmus gefunden haben und der Atem normalisiert sein.

Auf Schönheit und Exaktheit der Ausführung kommt es nicht an, aber auf den immer wiederholten Versuch. Daher Vorsicht mit Korrekturen! Viel Ermutigung und noch mehr Lob! Das Erfolgserlebnis, aber mehr noch die Feststellung des Fortschritts spielen die entscheidende Rolle. Daß *Übungen, die das Blut in den Kopf treiben oder Schwindel verursachen, verboten sind,* kann nicht oft genug gesagt werden. Die Nabelhöhe könnte einen Anhaltspunkt für die Grenze der Kopfneigung nach unten geben.

Alle Sprünge sollten ebenfalls unterlassen werden, wie auch Übungen und Spiel in körperlicher Auseinandersetzung mit dem Partner, z. B. Boxen, Ringen, Handtuch-Wegschnappen. Muskelkräftigende und Dehnungsaufgaben dürfen wir nicht als Schnellkraftakt verstehen. Behutsam leiten wir den Prozeß ein, und langsam lösen wir ihn wieder auf. So können wir die körperliche Leistung des alten Menschen fördern, ohne ihn zu schädigen.

Weitere methodische Hilfen ergeben sich aus dem Abschnitt (III) „Aufbau und Durchführung einer Gymnastikstunde“. Anhand der darauffolgenden Vorschläge wird gezeigt, wie zwar der ganze Körper kurz zu seinem Recht kommt, der Schwerpunkt aber auf einer bestimmten Partie liegt.

f) Geräte

Geräte sind für die Durchführung einer Stunde nicht erforderlich, aber sie bereichern das Programm. Was man braucht, ist ein guter, stabiler, feststehender Stuhl ohne Armlehnen, viel Phantasie und Frohsinn und ein bißchen Wissen um die Dinge. In diesem Gymnastikkurs werden Ihnen darum auch Stundenprogramme nur mit dem Stuhl gezeigt oder auch mit Hilfsmitteln, wie sie in jedem Haushalt zu finden sind. Selbst die Musik können wir selber liefern, indem wir kräftig singen; allerdings dürfen die Übungen dann nicht anstrengend sein.

g) Rhythmus und Musik

Rhythmus und Musik spielen im Leben eines jeden Menschen eine größere Rolle, als wir vermuten. Das Verlieren und Wiedererlangen des Lebensrhythmus bereitet im Alter häufig Schwierigkeiten. Doch schafft er Wohlbefinden, Gelöstheit, Fröhlichkeit. Wir beginnen mit ganz einfachen Übungen im Sitzen und Gehen und klatschen den Takt dazu. Viel Freude bereitet das Kanonklatschen oder z. B. abwechselnd Werfen und Prellen mit Bällen. Allmählich geht man dann dazu über, vorgegebene Musik von Schallplatte oder Tonband zu benutzen. Sie sollte Zusammenfassung oder Abschluß einer Lektion sein oder akustische Reaktionen schulen. Die ganze Stunde nach Musik zu arbeiten, ist meistens zu anstrengend. Den höchsten Ausdruck der rhythmischen Bewegung finden wir im Tanz. Siehe Abschnitt „Seniorentanz“.

h) Zusammenfassung

Kurz gesagt dient Gymnastik im Alter folgenden Zielen:

- Erhaltung und Steigerung der körperlichen Möglichkeiten
- Aktivierung des Willens, an sich zu arbeiten
- Verhütung von Resignation durch Erfolgserlebnisse
- Aufbau und Stärkung des Selbstbewußtseins
- Erhaltung oder Bildung sozialer Kontakte
- Lebensfreude durch Bejahung des Alters

Erläuterungen der Symbole, Grundhaltungen und Grundbewegungen

Ausgangshaltung

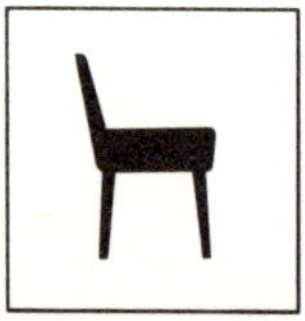
im Sitzen

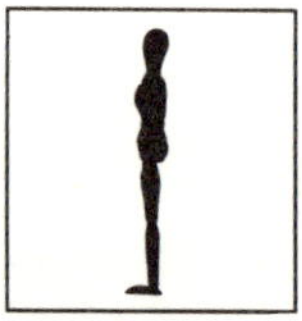
im Stehen

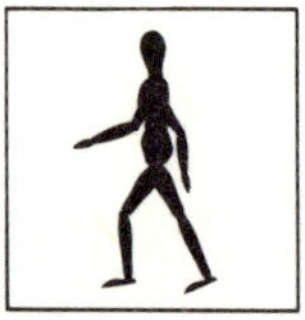
im Gehen

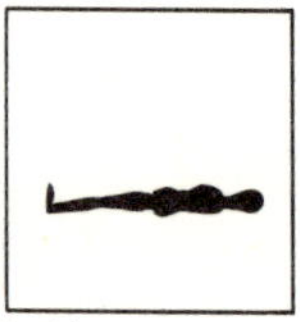
im Liegen

Übungsarten

Dehnübung

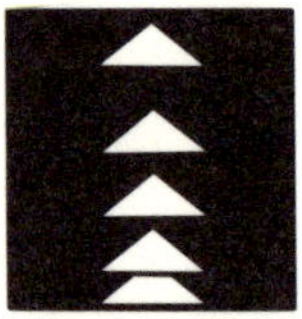
Lockerung

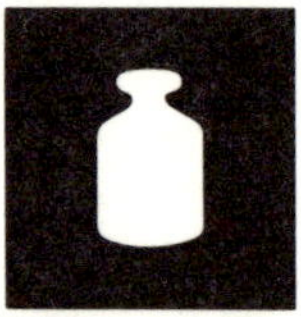
Kräftigung

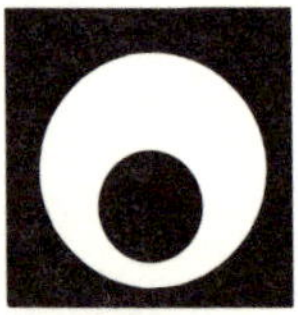
Atemübung

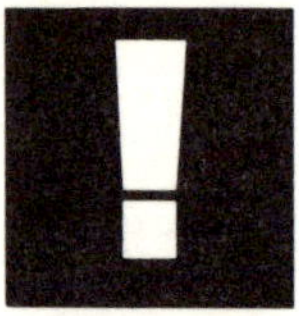
Haltungsübung

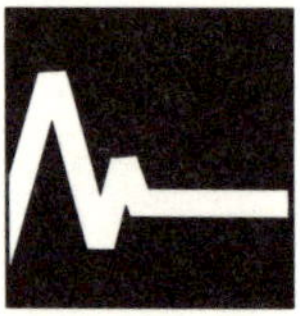
Entspannung

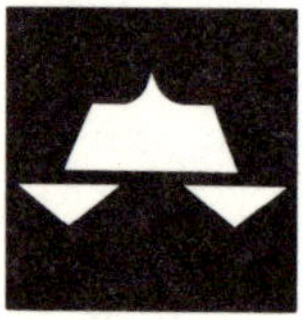
Gleichgewichts-
übung

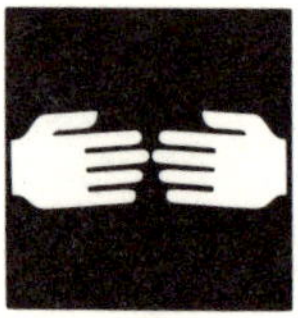
Partnerübung

Koordination
und Reaktion

Spiel und Tanz

Grundhaltungen

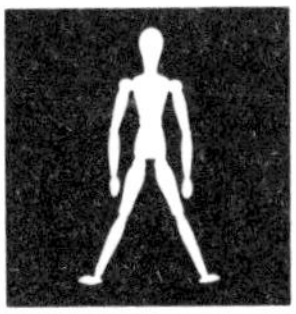
Grätsche

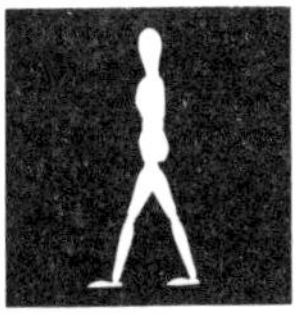
Schrittstellung

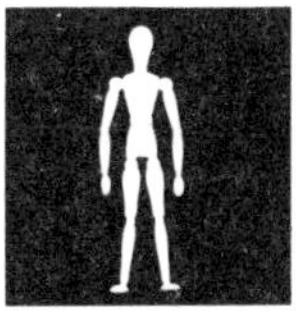
Tiefhalte

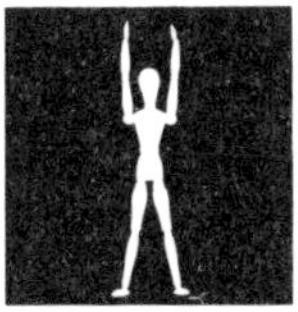
Hochhalte

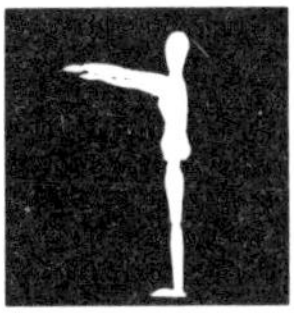
Vorhalte

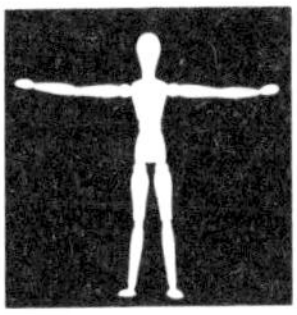
Seithalte

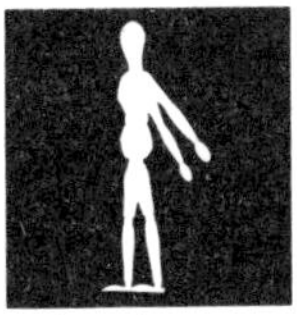
Rückenhalte

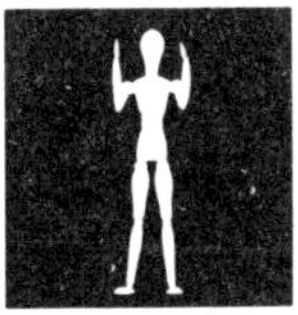
Schlaghalte

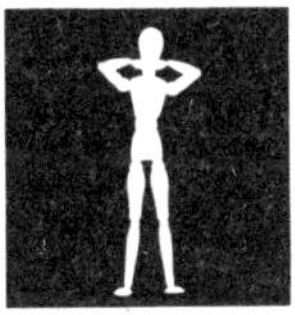
Nackenhalte

Grundbewegungen

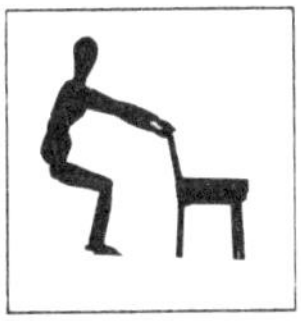
Hocke

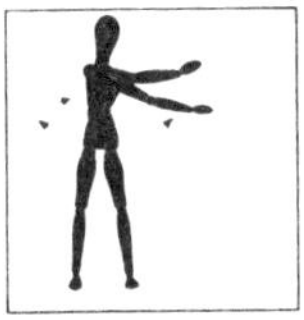
Rumpfdrehen

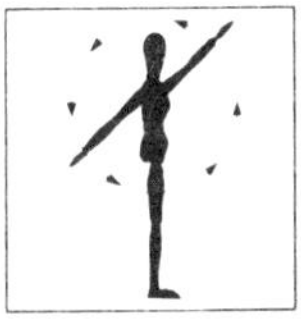
Mühlkreisen

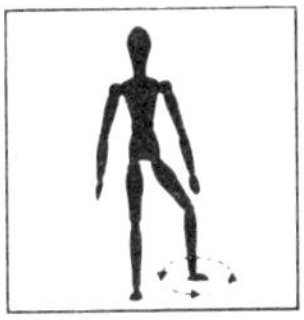
Beinkreisen

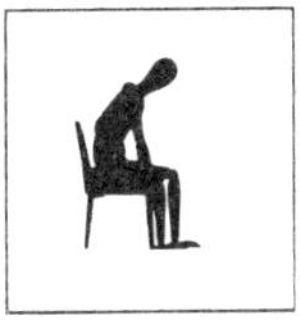
Rundbeuge

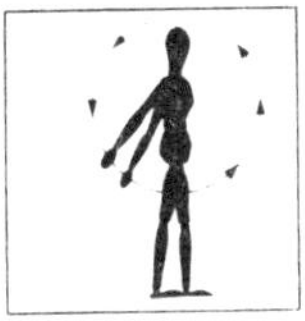
Parallelkreisen

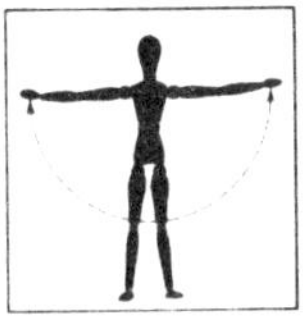
Armschwingen seitwärts

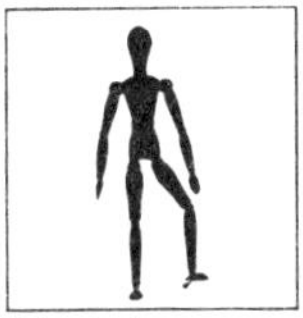
Beinschwingen seitwärts

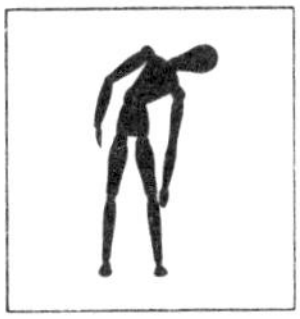
Rumpfbeuge vorwärts, rückwärts, seitwärts

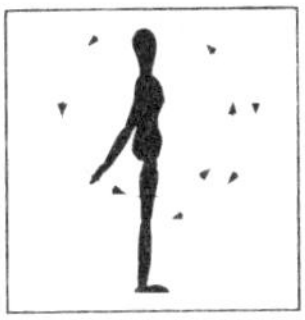
Armkreisen vorwärts, rückwärts

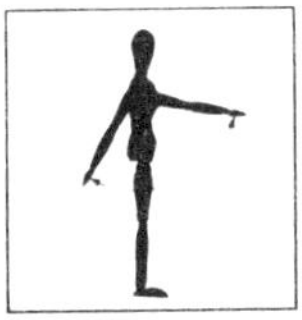
Armschwingen vorwärts, rückwärts

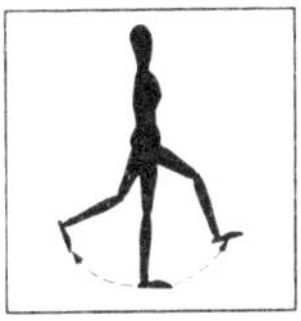
Beinschwingen vorwärts, rückwärts

III. Aufbau und Durchführung einer Gymnastikstunde

A) Übungen für den ganzen Körper

1. Einstimmung

Es eignen sich zur Einstimmung persönliche Begrüßung und kleines Gespräch mit jedem einzelnen, Wunschkonzert (Singen bei geöffnetem Fenster), freies Gehen nach Musik, kleine Polonaise usw. Wenn alle eingetroffen sind, wird gemeinsam begonnen.

2. Dehn- und Lockerungsübungen

a) Den ganzen Körper im Kreis durchdehnen und strecken, gähnen, jedes Gelenk beugen und strecken.

b) Finger:
- Fäuste kräftig öffnen und schließen.
- Handflächen gegeneinanderlegen, alle Finger einzeln von den Daumen bis zum kleinen Finger öffnen und schließen.
- Finger spreizen und schließen.
- Hände locker ausschütteln.
- Jede Hand einzeln im Handgelenk drehen, dabei den Unterarm mit der andern Hand festhalten.

c) Arme:
- In allen Richtungen Arme strecken und beugen

- Arm schwer fallen lassen, erst rechts, dann links. Pendeln und langsam zum Schwingen kommen lassen, evtl. Armkreisen.
- Boxen (ohne Partner).

d) Hals: (nur weiche Bewegungen!)
- Das Kinn fällt auf das Brustbein; Wirbel für Wirbel zieht den Kopf wieder hoch.
- Der Kopf neigt sich aufs rechte Ohr, dann aufs linke.
- Wir sehen erst über die linke, dann die rechte Schulter,
- Wir kreisen ganz locker mit dem Kopf 3mal rechts und 3mal links herum (Vorsicht bei Migräne, Schwindel usw.).

3. Atemübung

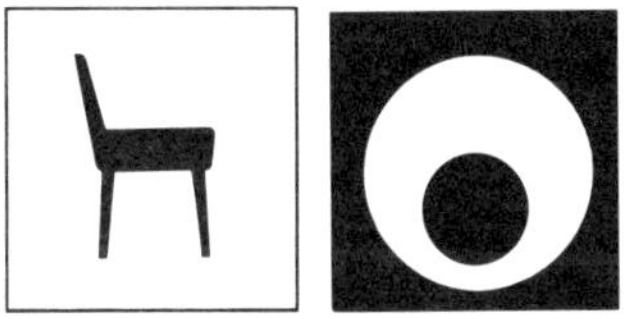

Singen eines Liedes (evtl. Geburtstagslied), Erlernen eines leichten Kanons oder Konzentration nur auf die Ausatmung, indem jeder für sich singend 3mal auf a, sch oder f die Luft ausströmen läßt; nicht ausstoßen!

4. Dehn- und Lockerungsübungen

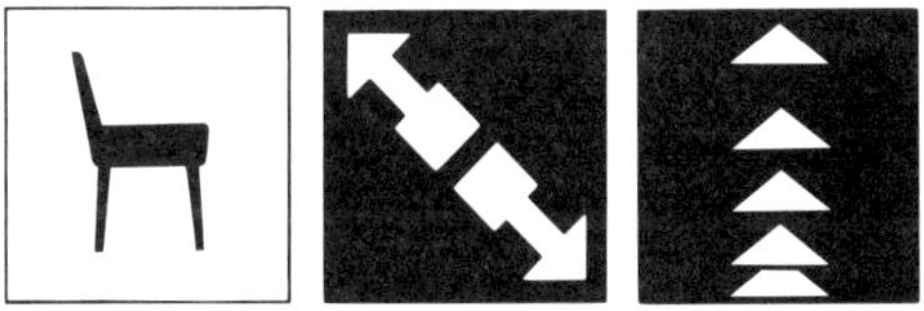

a) Schultern:
- Entspannt hinsetzen. Schultern hochziehen und fallen lassen.
- Einen Arm in Seithalte, Schulter rausziehen, lockern, wechseln, dann rechts und links im Rhythmus.
- Dasselbe: Arm in Vorhalte.
- Eine Hand auf die eigene Schulter legen. Der Ellbogen kreist über oben, hinten, unten nach vorne; wechseln, dann beide zusammen.

b) Rumpf:
- Arme in Hochhalte, abwechselnd rechts und links nach oben greifen und Rumpf aus der Hüfte herausschieben.
- Oberkörper locker nach vorne fallen lassen und Wirbel für Wirbel den Rücken wieder hochziehen.

- Die rechte Hand gleitet am rechten vorderen Stuhlbein hinunter, möglichst bis zum Boden. Die linke Hand hält sich am Sitz fest; wechseln.
- Dasselbe am hinteren Stuhlbein.

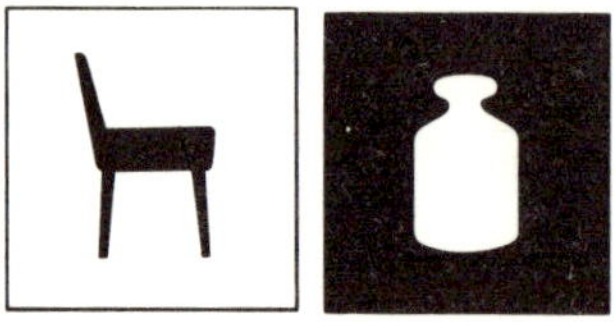

Muskelkräftigende Übung

Füße fest aufstellen, Handflächen auf die Oberschenkel legen und einen gleichmäßigen Druck auf diese ausüben. Gesäßmuskeln spannen sich dabei. Unter dem Druck zählen 21–22–23, lösen. (Vorsicht! **Keine Preßatmung!**)

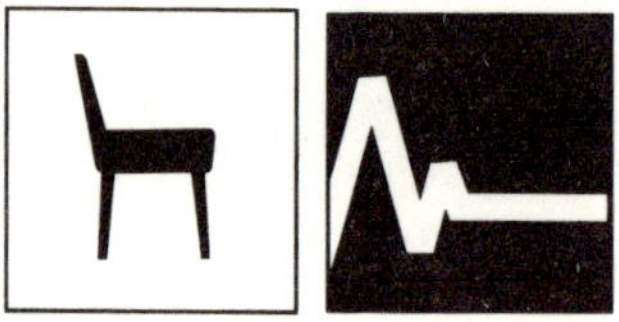

6. Entspannung: (a oder b)

a) Wir werden still und sitzen im *Kutschersitz,* d. h. Ober- und Unterschenkel stehen im rechten Winkel, die Unterarme stützen sich auf die Oberschenkel. Wir lernen uns zu konzentrieren und tasten in Gedanken den ganzen Körper ab, ob alle Glieder gelöst und entspannt sind. (Das Gesicht nicht vergessen!) In dieses Abschalten paßt ein kurzes Wortzitat, das in den Tag begleiten könnte. Anschließend muß der Körper gut durchbewegt werden.

b) Entspannt auf dem Stuhl zurückgelehnt einer Kurzgeschichte oder einem Gedicht lauschen.

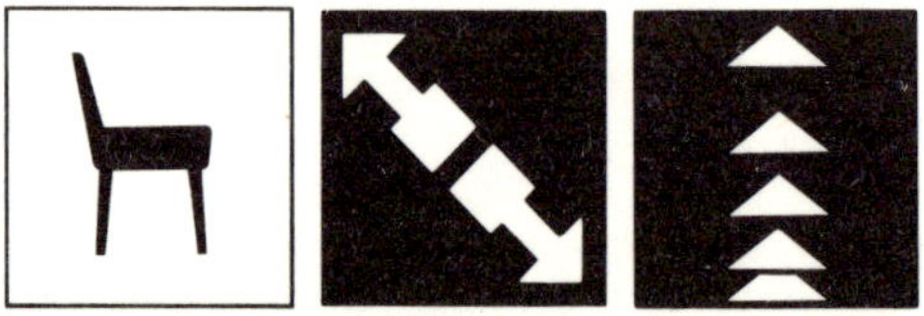

7. Dehn- und Lockerungsübungen

a) Hüfte:
- seitlich auf den Stuhl setzen. Im Wechsel die rechte und die linke Ferse an den Sitz ziehen.

- Mit beiden Händen abstützen und im Wechsel beide Füße zusammen hochziehen und abstellen, dabei Oberkörper aufrichten.
- Radfahren, erst rechtes Bein, dann linkes, dann beide.

b) Füße:
- Zehen krallen und spreizen im Wechsel.
- Fuß auf die Spitze und Ferse stellen im Wechsel; erst rechten, dann linken, dann beide Füße.
- Einen Oberschenkel leicht anheben und mit den Händen unterstützen. Fußkreisen rechts und links herum (Betonung sollte immer nach außen liegen)
- Füße locker ausschütteln; evtl. auch im Rhythmus rechts und links.

c) Beine:
- Einen Oberschenkel leicht anheben und mit den Händen unterstützen. Knie ganz locker hin und her pendeln, wechseln.
- Beine weit ausstrecken, grätschen und wieder zusammenführen; erst über dem Boden schleifend, dann angehoben. (Bauchmuskeln)
- Ein Bein im Bürstenschritt leicht über den Boden hin- und herpendeln lassen, dann das andere, dann beide im Wechsel (evtl. im Takt).
- Das gestreckte rechte Bein beschreibt einen großen Kreis; dann links.
- Mit Schwung aufstehen (dabei die Arme von hinten nach vorne fliegen lassen) und wieder hinsetzen; wiederholen.

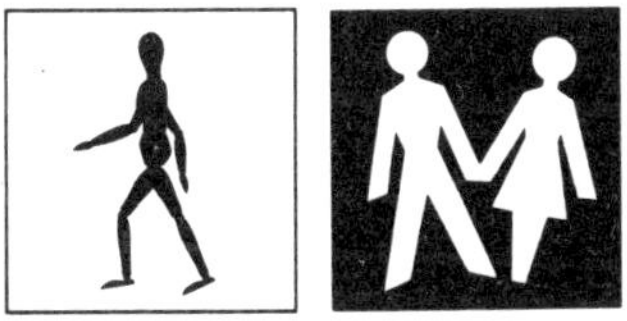

8. Abschluß

Der Abschluß sollte fröhlich und gemeinschaftsbildend sein. Es eignen sich hier nach dem langen Sitzen: Ein Tanz, Tanzspiel oder Spiel wie „Reise nach . . .“ (s. „Spiele“).

B) Übungen für spezielle Körperpartien

Übungen für die Hände und Arme

1. Dehn- und Lockerungsübungen

- Hände locker ausschütteln (diese Übung immer wieder zwischen zwei andere schieben).
- Finger spreizen, Faust ballen.
- Faust machen, jeden Finger einzeln strecken.
- Jede Fingerspitze einzeln gestreckt gegen den Daumen legen und schnalzen.
- Das gleiche mit jedem Fingernagel und schnippen.
- Hand strecken, jeweils zwischen 2 Fingern spreizen und wieder schließen, besonders zwischen Mittel- und Ringfinger.
- Handflächen gegeneinander legen, die eine Hand drückt die andere nach hinten zurück.
- Das gleichc, aber die Hände bewegen sich seitwärts.
- **Eigenmassage:** Die rechte Hand massiert jedes Gelenk der linken Finger, auch rechts und links vom Nagel zur Spitze hin. Dann die Mittelhand zwischen Daumen und Zeigefinger nehmen und mit Auf- und Abwärts-Bewegungen massieren.
- Mit jedem Arm erst einzeln, dann zusammen:
  Beugen, strecken, stoßen, schwingen: aufwärts, vorwärts, rückwärts, seitwärts
- Kreisen: Parallelkreisen, Mühlkreisen, Gegenkreisen (Vorsicht, anstrengend!)

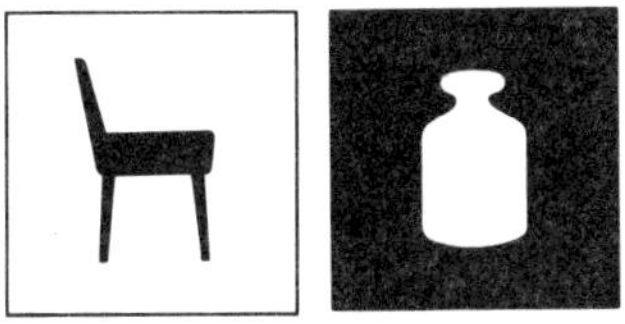

2. Muskelkräftigende Übung

Handflächen locker gegeneinander legen, Fingerspitzen zeigen nach oben, durch langsames Anheben der Ellenbogen entsteht eine Spannung. Die Handwurzeln müssen zusammengedrückt bleiben, evtl. Bauch- und Gesäßmuskeln dazu anspannen (21–22–23 zählen) und lockern **(keine Preßatmung!!)**

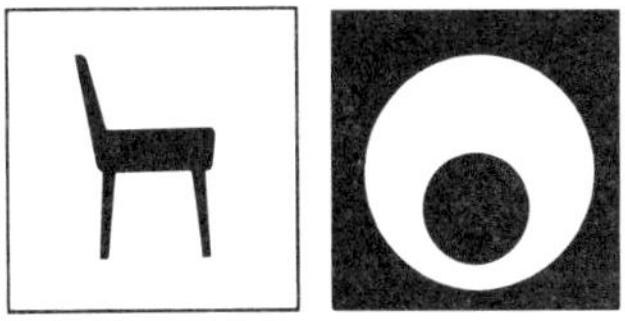

3. Atemübung: Zwerchfellatmung

Etwas liegende, entspannte Haltung, Hände auf den Bauch legen, Fingerspitzen gegeneinander. Einatmung durch die Nase, Bauch wölbt sich, Hände gehen auseinander; Ausatmung auf F oder Sch, Bauch einziehen.

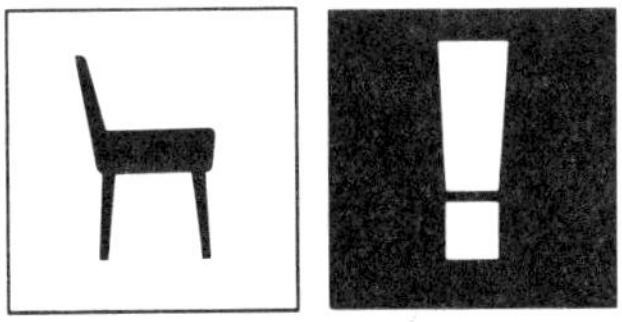

4. Haltungsübung

- Leger hinsetzen, Oberkörper aufrichten, gerade sitzen, Schultern sinken lassen, Schulterblätter zusammenziehen (untere Spitzen) — anhalten, dann lockern.
- Gesäßmuskeln erst rechts dann links anspannen, dann beide, dazwischen immer wieder lockern.
- das gleiche in Verbindung mit vorheriger Übung.

Übungen für die Füße und Beine

1. Dehn- und Lockerungsübungen

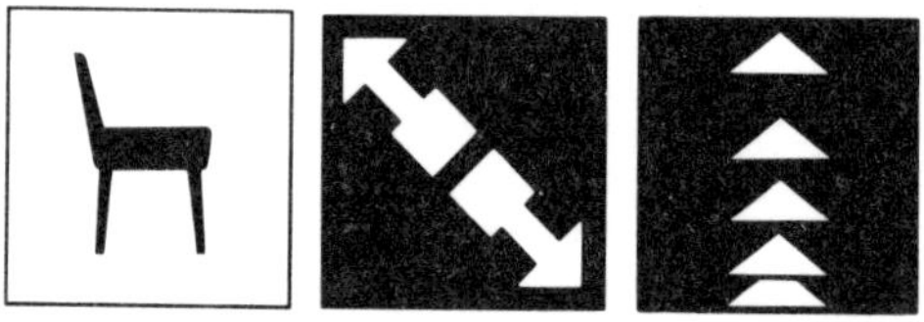

- Fußgelenk beugen und strecken.
- Zehen nach links und rechts führen.
- Zehen krallen und spreizen im Wechsel.
- Raupengang: Fuß leicht aufstellen, durch Zehenkrallen den Mittelfuß wölben und die Ferse nach vorne ziehen; Vorderfuß leicht abheben und mit gespreizten Zehen Fuß aufsetzen; dann erneut Zehen krallen usw.
- Zehen auf die Spitze stellen.
- Abwechselnd Hacke, Zehe usw.
- Füße mit kleiner Grätsche aufsetzen; Fersen abheben, zusammenführen und nach außen setzen im Wechsel. Das gleiche, aber jetzt werden die Zehen abgehoben.
- Füße in den Knöchelgelenken nach innen und außen kreisen, ausschütteln.
- Mit den Zehen durch Krallen und Fassen einen Gegenstand hochheben, z. B. Kronkorken, Papier knüllen usw.
- Fußspitze eines Beines weit unter den Stuhl bringen, dann vorwärts strecken, wechseln, ausschütteln.
- Einen Oberschenkel etwas anheben, mit beiden Händen festhalten und Bein im Kniegelenk schwingen, auch kreisen.
- Auf die Zehen heben, in der Dehnung verharren und Fersen senken.
- Pferdescharren: Ein Knie hochziehen und mit der eigenen Schwere das Bein fallen lassen; 3mal, anstellen, wechseln.
- **Eigenmassage:** Mit der Ferse des rechten Fußes den linken in auf- und abwärtsführenden Bewegungen von außen nach innen unter leichtem Druck massieren; wechseln.

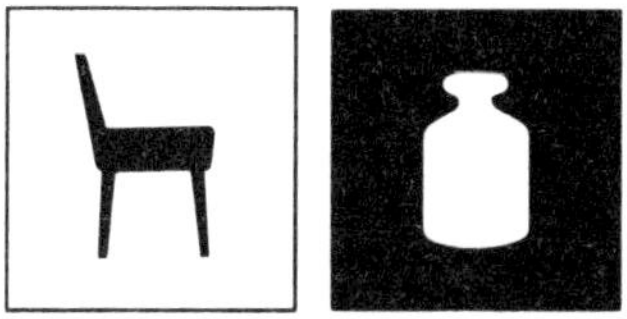

2. Muskelkräftigende Übung

Beide Beine gestreckt vom Boden abheben, Füße übereinanderschlagen und gegeneinander drücken, anhalten, 21–22–23 **(keine Preßatmung!!)** 3mal, ausschütteln.

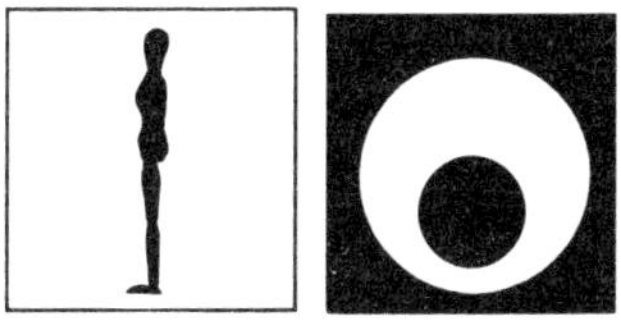

3. Atemübung

Hinter dem Stuhl
Einatmen, langsam die Arme heben, Fäuste machen, Atempause, Arme beim Ausatmen (hörbar auf f oder sch) fallen lassen, 3mal.

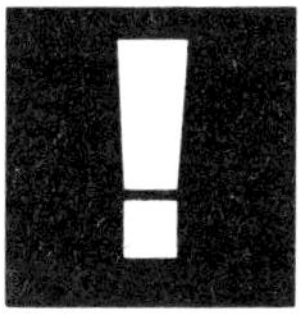

4. Haltungskorrektur

- Im Stehen aufbauen (leichte Grätsche, Knie entspannen, Becken leicht kippen, Gesäß etwas anspannen, dann Wirbel für Wirbel aufrichten, Schultern fallen lassen, Kopf hochheben, Blick festen Punkt in Augenhöhe).
- Füße fassen fest den Boden, Außenkanten belasten, den ganzen Körper ganz leicht zum Schwingen bringen, vor, zurück, seitwärts und kreisen, auch mit geschlossenen Augen.

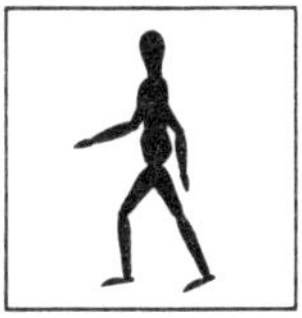

5. Gehübungen

- Im Kreis gehen,
- jeden Stuhl einzeln umkreisen,

- Füße einwärts stellen,
- Füße nach außen stellen („Charlie-Chaplin-Gang“),
- auf den Außenkanten gehen,
- rückwärts gehen,
- nach Musikabschnitten vorwärts gehen, Richtung ändern, rückwärts gehen usw.

6. Koordinations- und Reaktionsübungen mit dem Ball (1, 2 oder mehrere Kreise)

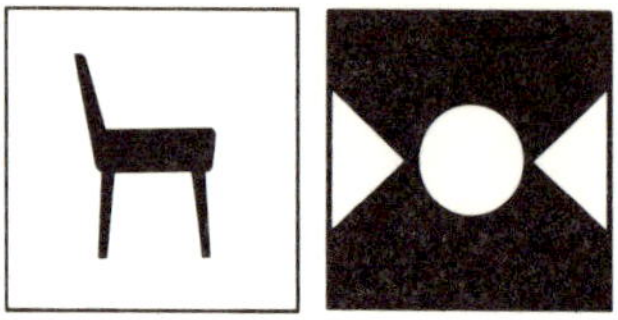

- Ball rechts und links herumgeben.
- Ball zum Nachbarn prellen.
- Ball seitlich über den Kopf geben.
- Ball unter den Knien durchgeben.
- Ball mit den Füßen hin- und herstoßen.
- Ball zuwerfen, zustoßen, prellen usw. (evtl. mit Namensnennung)
- Eine Dose in die Mitte stellen, mit dem Ball zielen.
- Prellball in zwei Parteien im Sitzen oder Stehen (Spielregeln unter „Spiele“).

Übungen für Hals, Gesicht und Augen

1. Hals
   Dehn- und Lockerungsübungen
   (nur ganz weiche Bewegungen!)

- Kopf seitlich, in der Dehnung verharren (21–22–23), aufrichten.
  Kopf vorwärts neigen, aufrichten.
  Kopf rückwärts neigen, aufrichten.
- Kinn anziehen und strecken (wie Schildkröte)
- Kopf nach rechts und links drehen, weit über die Schultern gucken, dabei bestimmten Punkt anvisieren.
- Kopf nach links und rechts drehen, Kinn bleibt an seiner Stelle.
- Kopf nach rechts und links drehen, Kinn anheben.
- Kopf nach hinten neigen und nach rechts und links drehen. Kinn geht mit.

- Kopf nach hinten neigen, drehen und Kinn anheben.
- Kopf nach hinten neigen, nach rechts und links drehen, Kinn bleibt an seiner Stelle.
- Dasselbe mit nach vorn geneigtem Kopf.
- Kopf ganz locker kreisen lassen, rechts herum, dann links herum (Vorsicht, Schwindel – Augen geöffnet lassen, Mund leicht offen).

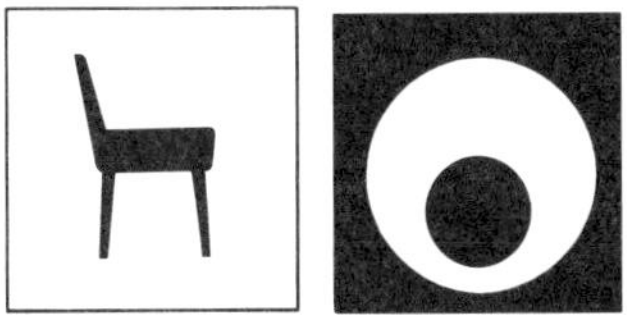

2. Atemübung

Recken, strecken, atmen und gähnen.

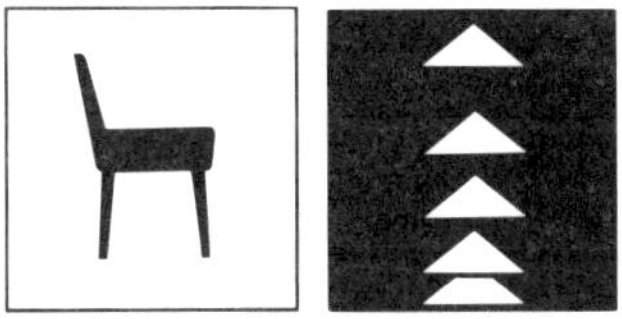

3. Gesicht
   Lockerungsübungen

- Stirn zum Haaransatz hin in Falten ziehen, wieder glätten.
- Lachfältchen – mit den Augen blinzeln, dann Augen weit aufreißen.
- Wangen einzeln aufblasen, dann beide.
- Zunge in die rechte, linke Wange, Unterlippe und Oberlippe stecken.
- Unterkiefer nach links, rechts, vor- und zurückschieben.
- Mundwinkel herunterziehen und hoch zum Lächeln.
- **Eigenmassage:** Mit zartem Streichen alle Falten wegmassieren, besonders Mundwinkel nach oben.

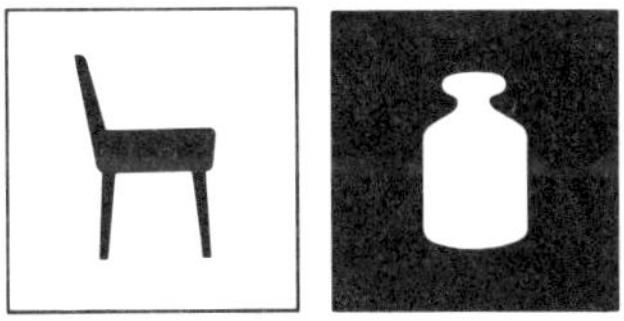

4. Kräftigung der Augen

- Wir suchen einen Punkt in Augenhöhe und konzentrieren uns darauf.
- Im Wechsel Blick zur Decke, auf unseren Punkt, nach unten, auf den Punkt, zur rechten, zur linken Seite, rechts oben, links unten usw. richten.

- Augen kreisen lassen, rechts herum, links herum.
- Augen schließen, in die aufgestützten Hände legen und eine Weile still verharren.

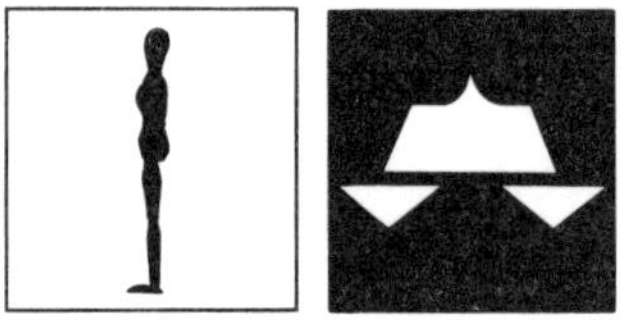

5. Gleichgewichtsübungen

- ein Knie hochziehen, ruhig stehen, wechseln,
- dabei beide Hände auf den Rücken legen,
- beide Hände in den Nacken legen,
- beide Hände in Seithalte,
- beide Hände um das erhobene Knie legen,
- beide Arme parallelkreisen.

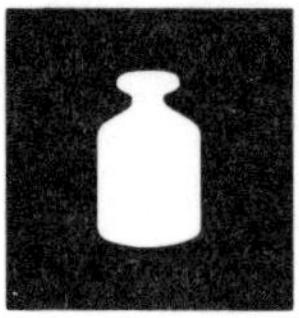

6. Muskelkräftigende Übung

Arme vorm Körper kreuzen, flache Hände auf den Rücken legen, die Fingerspitzen bewegen sich aufeinander zu. (21–22–23– **keine Preßatmung!!**)

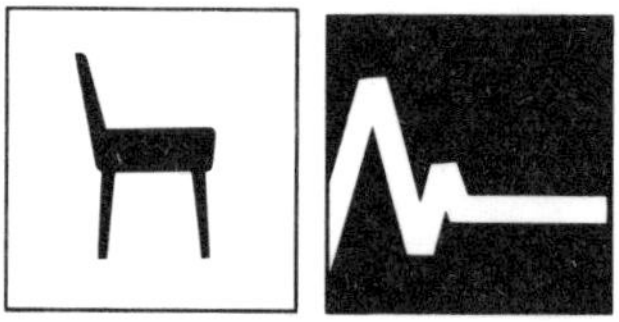

7. Entspannung

Arme nach hinten über die Stuhllehne schwer fallen lassen.

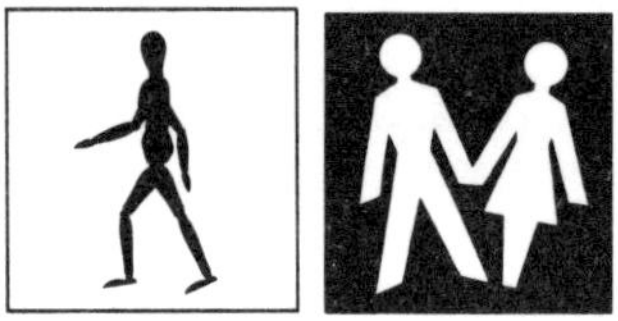

8. Tanz, Bewegungs- oder Geschicklichkeitsspiel („Spiele“).

Übungen für die Schultern

1. Dehn- und Lockerungsübungen

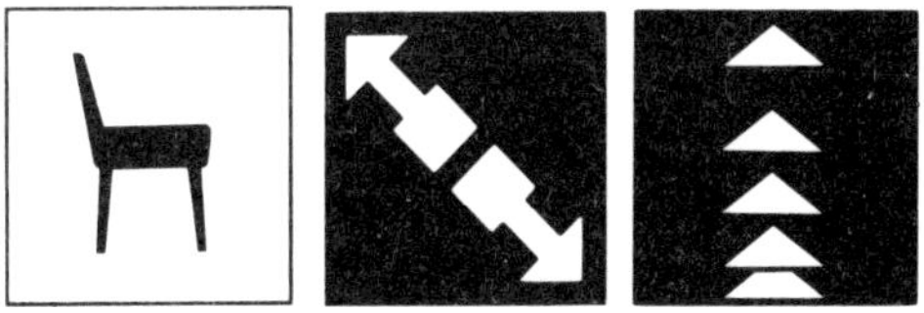

- Beide Arme zur Seite strecken, die Handflächen von unten nach oben drehen und zurück (6mal).
- Aufrecht sitzen! Arme seitlich nach unten strecken und mit Nachfedern nach hinten führen.
- Erst eine, dann beide Hände in den Nacken bringen, dabei den Ellenbogen nach hinten ziehen, evtl. federn.
- Hände über Kreuz auf die Schultern legen; hier versuchen, mit den Fingerspitzen möglichst weit nach hinten zu kommen — anschließend **Eigenmassage** der Schultern.
- Arme gekreuzt an die Schulterblätter schlagen, als wenn man friert.
- Mit der rechten Hand vorm Körper her die linke Stuhllehne fassen; wechseln.
- Rechte Hand am Rücken entlang von rückwärts in die linke Hosentasche, wechseln.
- Fingerspitzen auf die Schultern, dann Ellenbogen zusammenbringen.
- Entspannt sitzen, rechte Schulter hochziehen und schwer fallen lassen; dann links und beide Schultern.
- Schulterkreisen vor- und rückwärts.
- Reißverschlußübung: Die rechte Hand über die rechte Schulter auf den Rücken legen, die linke Hand tastet sich von unten ihr entgegen. Entspannen, wechseln.
- Arme zur Seite strecken, kleine Parallelkreise, dann immer größer werdende.
- Entspannungssitz, dabei die Arme nach hinten über die Lehne fallen lassen (gegen Witwenbuckel).
- Aus dem Entspannungssitz den Oberkörper aufrichten und vorbeugen bis die Lehne in den Ellbogenbeugen Widerstand verspürt. In dieser Stellung verharren, dann langsam wieder zurücklehnen.

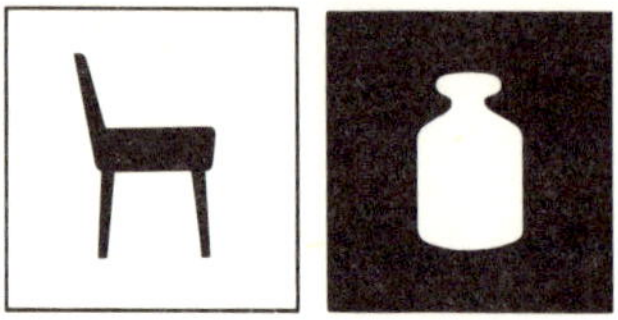

2. Muskelkräftigende Übung

Hände vor der Brust ineinanderhaken, mit Kraft versuchen auseinanderzuziehen **(keine Preßatmung!!).**

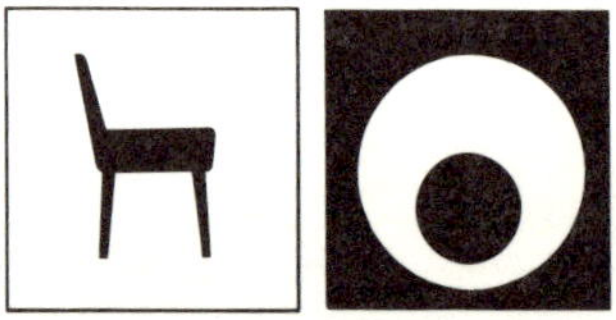

3. Atemübung

Hände hinter den Kopf legen, tief einatmen, dabei die Ellenbogen nach hinten führen. Beim Ausatmen die Ellenbogen entspannt zusammenführen.

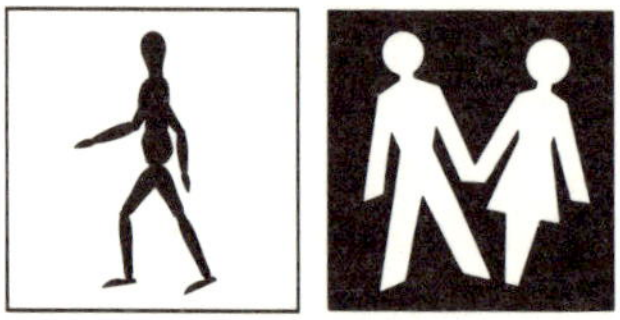

4. Tanz oder Übungen mit Zauberkreis

Aufstellung im Kreis, alle haben das Seil gefaßt:

- Zur Mitte gehen und wieder nach außen.
- Seitwärts gehen einfach, dann mit Fuß übersetzen; in beiden Richtungen.
- Alle fassen die Schnur mit der li. Hand an. Nun im Kreis gehen; Richtung wechseln (Zauberkreis muß straff bleiben).
- Rückwärts gehen **(Vorsicht).**
- Schnur nach unten und hochhalten.
- Nach re. und li. schwingen.
- Schnur auf die Erde legen, in den Kreis steigen und zurück, zunächst mit Drehung, später rückwärts steigen. Steigerung: Ein Graben oder eine Hecke kann überstiegen werden.
- Dicht an der Schnur entlanggehen, vor- und rückwärts, seitlich usw.

Übungen für den Rumpf

1. Dehn- und Lockerungsübungen

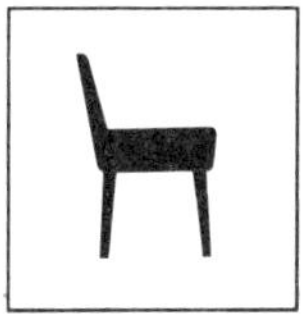
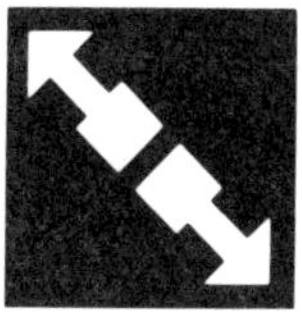
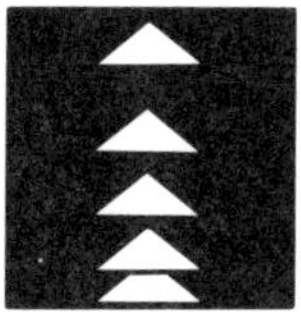

- Erst links, dann rechts mit den Fingerspitzen neben dem Stuhl den Boden antippen (Gegenhand hält sich am Stuhl fest).
- Mit der rechten Hand am vorderen Stuhlbein bis zur Erde gleiten. Dasselbe links, dann am hinteren Stuhlbein.
- Beine nach vorne strecken, abwechselnd mit den Händen linken und rechten Fuß berühren, auch diagonal.
- Aufrecht von der Stuhllehne entfernt sitzen, mit geradem Rücken zurücklehnen bis zur Berührung der Stuhllehne.
- Beide Arme in Hochhalte, Oberkörper aufrichten, aus der Hüfte heraus nach oben strecken, in der Streckung verharren, langsam zurücknehmen und entspannen.
- Arme in Hochhalte, abwechselnd nach rechts und links hinten federn.
- Abwechselnd rechten und linken Arm heben, Gelenk für Gelenk zusammenklappend fallen lassen.
- Zu zweit gegenübersetzen, beide Hände fassen, abwechselnd den Partner zu sich ziehen, bis er den Oberkörper gebeugt hat; in der Dehnung verharren.

Im Stehen hinter dem Stuhl

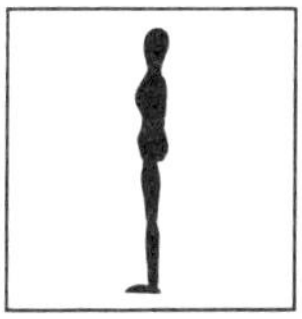

- Linke Hand auf die Stuhllehne, so weit wie möglich drunter durchschauen, dann rechts.
- Eine Hand hält sich am Stuhl fest, den anderen Ellenbogen mit dem Knie zusammenbringen, wechseln, auch diagonal.
- Rechte Hand Hüftstütze, linke Hand hoch über den Kopf nach rechts führen, desgl. links.
- Beide Hände Hüftstütz. Um die Achse in der Taille nach rechts und links federn.

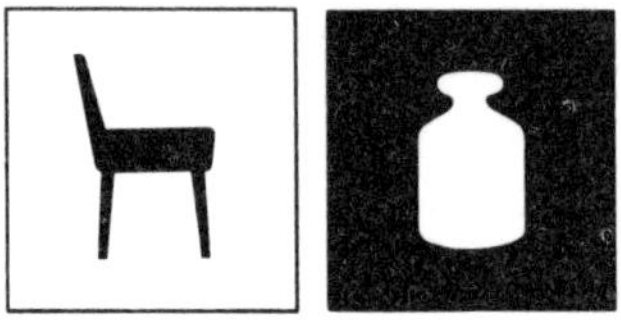

2. Muskelkräftigende Übung

Hände um die Knie falten, den Oberkörper gegen den Widerstand der Arme nach hinten lehnen **(keine Preßatmung)**.

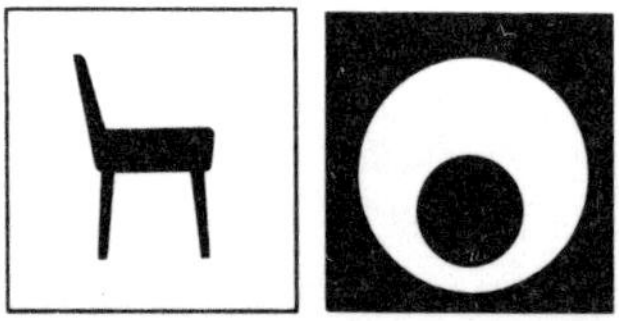

3. Atemübung

Einatmen, Hände seitl. über den Kopf heben, bis sich die Hände berühren, Stellung und Atem anhalten. Beim Armesenken langsam hörbar ausatmen.

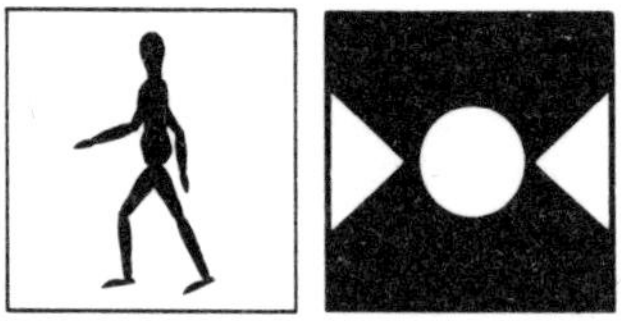

4. Koordinationsübung

- Einfaches Gehen im Kreis.
- Gehen frei im Raum.
- Zu zweit gehen frei im Raum, wobei der eine die Augen schließt und sich führen läßt; wechseln.
- Im Raum werden Hindernisse aufgestellt (Stühle, Gummiringe, Kartons, Flaschen usw.) und umgangen.
- Die Hindernisse zu Gassen umbauen, z. B. keine Flasche darf umfallen.
- Zum Kreis durchfassen, seitwärts gehen, rechts und links herum, einwärts und zurückgehen.

5. Wasserballspiel oder Tanz

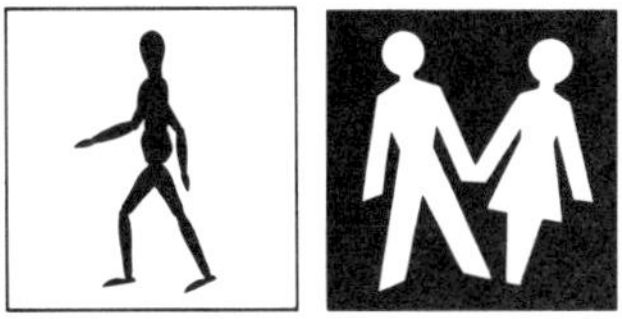

- Werfen und Zuspielen in 2 Parteien oder
- Volleyball über die Schnur (im Sitzen oder Stehen). (Spielregeln siehe „Spiele“.)

Übungen für die Hüfte

1. Dehn- und Lockerungsübungen im Stehen am Stuhl

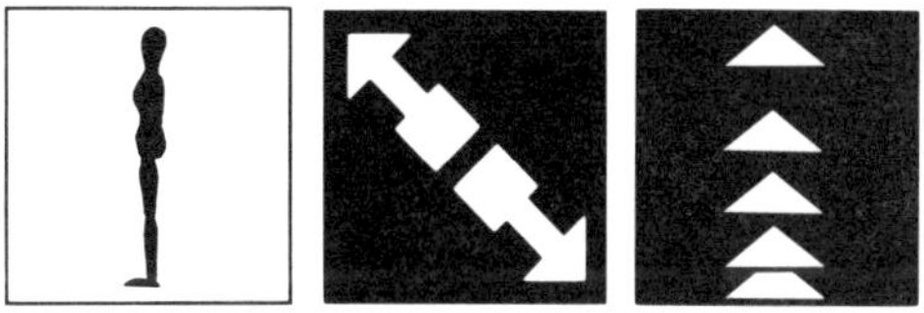

- Auf die Fußspitzen heben und senken.
- Auf die Fersen stellen und senken.
- Ein Knie anheben, senken, dabei rückwärts auf die Fußspitze stellen, wechseln.
- Ein Knie anheben, zur Seite drehen und senken.
- Ein Knie anheben, zur Seite drehen, Bein strecken und senken.
- Das gestreckte Bein 1. vorheben, senken, 2. seitwärtsheben, senken; 3. rückwärtsheben, senken.
- Das gleiche mit Hochfedern.
- Füße voreinanderstellen; mit dem vorderen unbelasteten Fuß einen Kreis beschreiben und hinter den anderen stellen und wieder von hinten nach vorne.
- In Grätschstellung Gewicht von einem Bein auf das andere verlagern, dann mit Nachfedern.
- Dasselbe, aber das belastete Knie beugen.
- Schrittstellung, Gewicht von vorn nach hinten verlagern, dann mit Nachfedern.
- Hüftkreisen, rechts- und linksherum.

Im Sitzen

- Becken aufrichten und kippen – dazu ein Knie anheben, dann das Bein über das andere schlagen, dazu Rundbeuge. Bein zurückstellen, aufrichten, wechseln.
- Seitwärtssitz radfahren

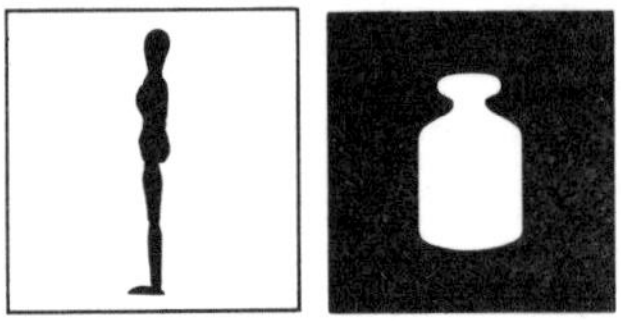

2. Muskelkräftigende Übung

Oberkörper um 90° beugen; die nach vorne gestreckten Hände werden auf eine Stuhllehne gelegt und auf diese ein Druck ausgeübt. (21–22–23– **Keine Preßatmung!!**).

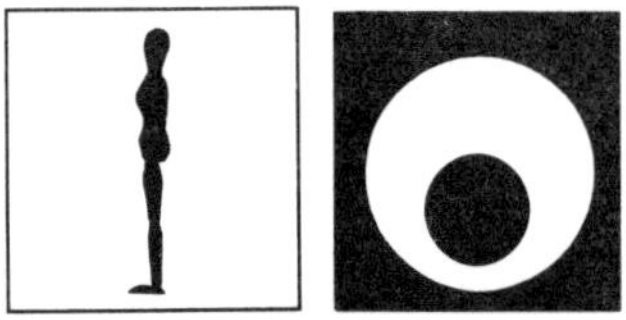

3. Atemübung (Flankenatmung)

Mit der linken Hand am Stuhl festhalten, oder besser sie fällt runter und wird bei der Einatmung etwas hinter den Körper geführt, rechte Hand mit Einatmung über den Kopf nach links zur Beugung seitwärts bringen.

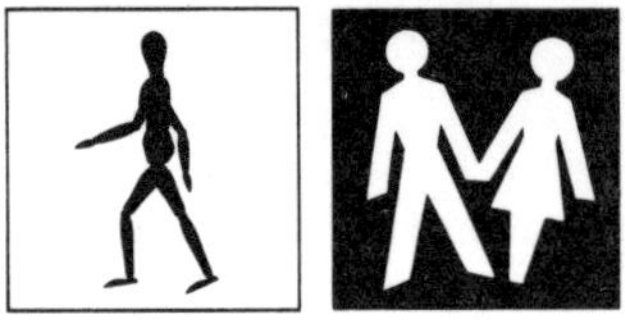

4. Tanz oder Übungen mit Reifen

Im Kreis
- Reifen in wagerechter Haltung, links, dann rechts herum geben.
- Das gleiche, dazu Reifen hochstellen.
- Reifen im Kreis von einem zum anderen rollen, links, dann rechts herum.

Jeder einzeln
- Reifen festhalten wie ein Autosteuerrad, nach beiden Richtungen drehen, dasselbe wie ein Schiffssteuerrad.
- Dasselbe mit Nachfassen der Hände.
- Reifen waagerecht mit beiden Händen dicht nebeneinander greifend. Reifen hoch- und abwärtskippen.
- Reifen über einer Hand kreisen lassen **(Vorsicht!)**.
- Jeder steigt in seinen Reifen und schwingt ihn über den Kopf zurück.
- Reifen von einem zum anderen rollen.
- Reifen horizontal, dann vertikal zum Partner werfen.
- Beide Partner fassen den Reifen, Rumpf beugen vor und zurück; Rumpfkreisen.

C) Übungen in besonderer Körperhaltung

An der Wand

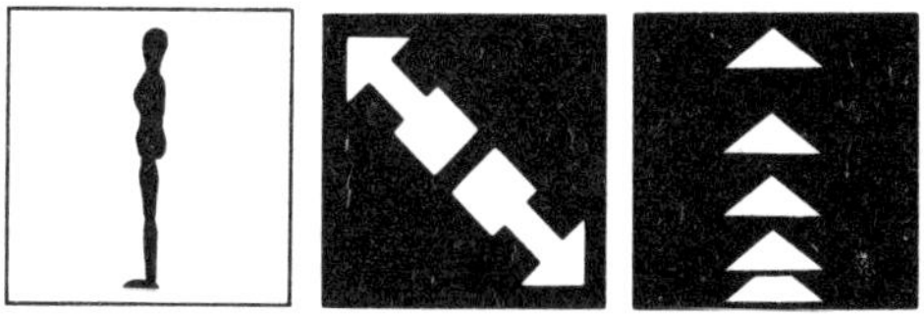

1. Rücken zur Wand

- Hände in Tiefhalte, Handflächen gegen die Wand legen, rechtes Knie beugen, Fußsohle gegen die Wand legen; links.
- Knie beugen, langsam an der Wand herunterrutschen, aufrichten.
- Rechtes Bein gestreckt hochheben, abstellen; links.
- Arme bis zur Seithalte heben, Handflächen gegen die Wand legen, fallen lassen.
- Erst rechten, dann linken, dann beide Arme heben bis zur Hochhalte, Handrücken gegen die Wand legen, seitwärts fallen lassen.

2. Gesicht zur Wand

- Erst mit rechter, dann linker, dann mit beiden Händen an der Wand hochgleiten bis zur Hochhalte, Kopf in den Nacken legen, in der Dehnung verharren (21–22–23), langsam Arme senken.
- Dasselbe mit 3mal Federn in der Dehnung, dazu auf die Zehen heben.
- Handflächen in Schulterhöhe gegen die Wand legen, abwechselnd rechte und linke Ferse ans Gesäß schlagen.
- Gleiche Haltung, ein Bein gestreckt seitlich heben.
- Gleiche Haltung, mit ganz kleinen Schritten rückwärts gehen, dabei müssen die Fersen fest auf dem Boden bleiben.
- Gleiche Haltung, Füße 40 cm von der Wand entfernt, Ellenbogen beugen und strecken.

3. Eine Schulter zur Wand

- Mit der freien Handfläche im Wechsel vorn und hinten auf die Wand schlagen.
- Die Wandhand heben zur Hochhalte, Handfläche gegen die Wand legen, Arm aus der Schulter heraus nach oben dehnen und zurückfallen lassen in die Schulter.

4. Atemübung

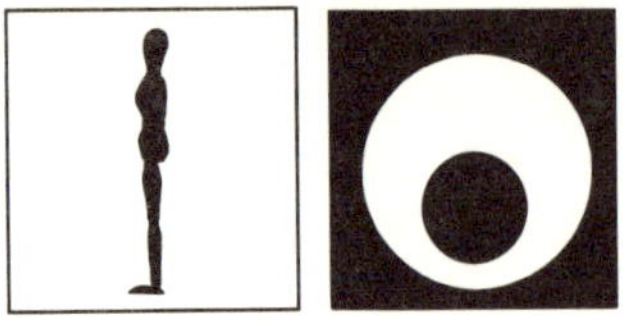

Haltung wie vorherige Übung, einatmen, 3mal federn in der Dehnung, dazu auf die Fersen heben, ausatmen beim Armsenken.

5. Tanz oder Spiel

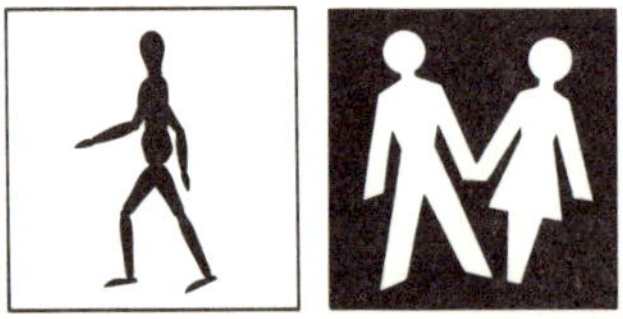

Übungen im Liegen

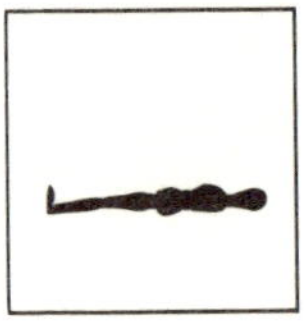

Auf Übungen im Liegen braucht nicht verzichtet zu werden, zumal niemand fallen kann. Sie sind weniger anstrengend, können auch im Bett gemacht werden und sind somit wichtig in Krankheitstagen.
Für den Boden braucht man eine warme Unterlage. Schaumstoff, 2–3 cm dick, mit Waschstoff bezogen, hat sich bewährt; ferner ein kleines Kopfkissen (evtl. eine Decke zum Zudecken und ein 2. Kissen oder Rolle unter die Knie zu schieben während der Entspannung). Der Raum muß gut warm sein. Wichtig ist das Aufstehen und Hinlegen; dafür siehe „Kleine Alltagshilfen", S. 158.

1. Dehn- und Lockerungsübungen

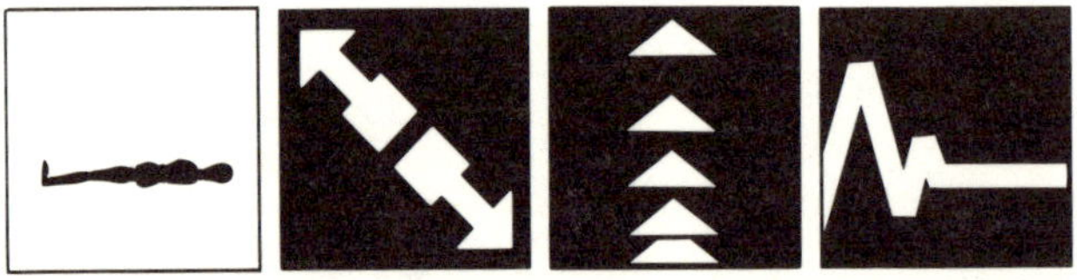

- **Entspannungshaltung:** Körper ausstrecken, Arme rechts und links ablegen, dabei Ellenbogen lösen, d. h. leicht anwinkeln, Handflächen zeigen zum Boden, Hände entspannen. Füße schließen, dann Fußspitzen nach außen fallen lassen. Augen schließen.

- Rechtes Bein im Knie beugen, anziehen und strecken; dann links, dann beide Beine.
- Rechtes Bein gestreckt hochheben, fallen lassen, dann links.
- Rechtes Bein zur Seite gegrätscht und wieder ran; dann links, dann beide.
- Rechtes Bein Zehen anziehen, Ferse weit rausstrecken (aus der Hüfte heraus), in der Dehnung halten, lockern 3mal — dann links. (Nachspüren, wie sich das Bein anfühlt.)
- Rechten Arm hoch über den Kopf legen, zurück; dann links, dann beide, dann im Wechsel.
- Rechten Arm um 90° zur Decke strecken mit weichem Ellenbogengelenk (Handfläche nach oben), Arm aus dem Schultergelenk herausziehen, Schulter wieder locker lassen — 3mal —, dann links.
- Ein Arm und entgegengesetztes Bein strecken, locker; dann Wechsel.
- Rechtes Bein anbeugen, Knie zur Seite fallen lassen, Ausgangsstellung, dann links.
- Beide Knie anbeugen, erst nach rechts, dann nach links fallen lassen **(Gesäß- und Hüftmassage).**

2. Zwerchfellatmung (siehe Seite 87)

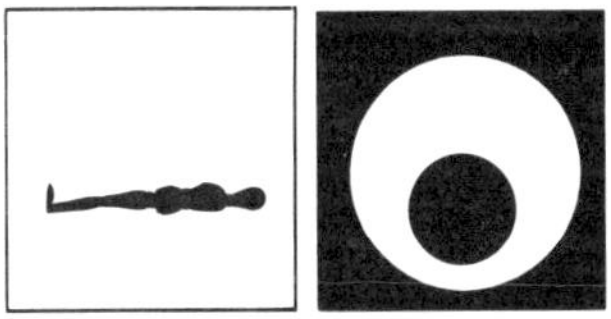

3. Dehn- und Lockerungsübungen

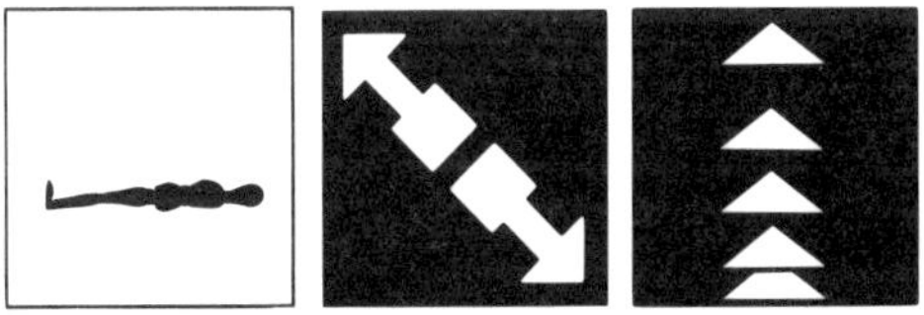

- Knie anbeugen, Hand in die Kreuzhöhlung schieben, Kreuz auf die Erde drücken, locker. Bei der Wiederholung Hand fortlassen.
- Knie anbeugen, Gesäß anspannen, von der Erde abheben, langsam wieder ablegen.
- Kopf aufrichten, langsam hinlegen.
- Kopf zur Seite drehen (Kinn bleibt vorne) in der Streckung verharren, zurück; andere Seite.
- Kopf zur Seite drehen (Kinn mitnehmen), in der Streckung verharren, langsam zurück; andere Seite.

- Hände in den Nacken legen, beim Einatmen Kopf und Schulter aufrichten, Ellenbogen zusammendrücken, zurücklegen, ausatmen, entspannen.
- Hände in den Nacken, Oberkörper etwas anheben, erst nach rechts, dann nach links seitlich beugen.
- Hände neben den Körper, Handflächen auf den Boden, Brustkorb etwas anheben und wieder Wirbel für Wirbel ablegen (Kopf und Gesäß bleiben auf dem Boden)

4. Bauchlage

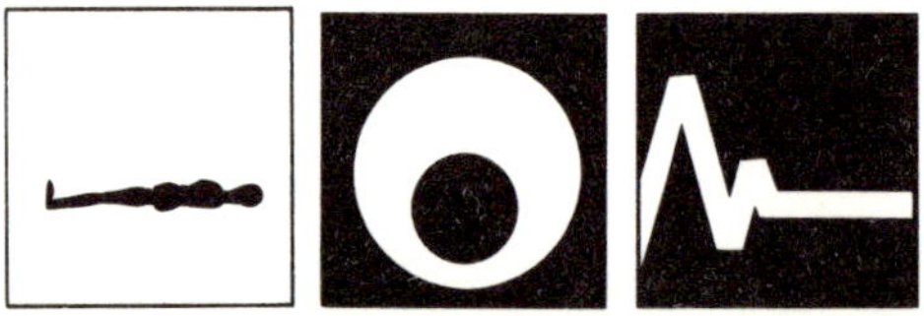

- Entspannungshaltung: Bauchatmung in Delphinstellung, d. h. Kopf zur Seite legen, Arme neben dem Körper ausgestreckt mit leicht angewinkelten Ellenbogen, Handflächen nach oben, ganz gelöst, Fersen fallen nach außen.
- Rechtes Knie beugen, Ferse aufs Gesäß fallen lassen, zurücklegen, dann links, dann beide im Wechsel.
- Rechtes Bein gestreckt hoch, fallen lassen, dann links.
  Rückenlage:
- Radfahren, erst jedes Bein einzeln, dann zusammen.
- Entspannungshaltung:
  Babyschaukel, d. h. Knie anziehen, Füße kreuzweise übereinanderlegen (Körper ganz gelöst!) nun in der Beckengegend langsam rauf und runter und von rechts nach links schaukeln **(Massage des Beckens).**
- Seitl. Entspannungshaltung:
  Auf die rechte Seite legen, rechten Arm gestreckt unter den Kopf, linkes Knie anbeugen, linken Arm hinter den Rücken fallen lassen.

5. Tanz oder lebhaftes kurzes Bewegungsspiel, z.B. Atomspiel (Spielregeln siehe „Spiele")

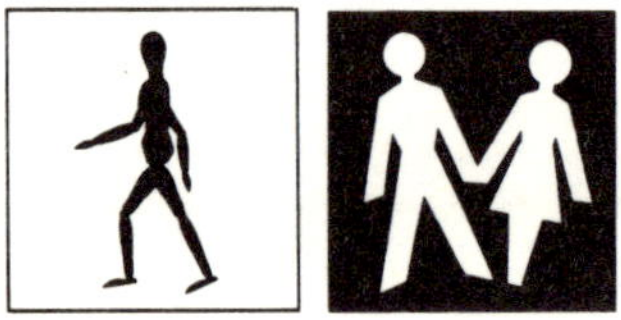

Als Gerät für Übungen im Liegen eignen sich besonders die Säckchen.

D) Übungen mit Kleingeräten

Kurzes Seil

1. Dehn- und Lockerungsübungen

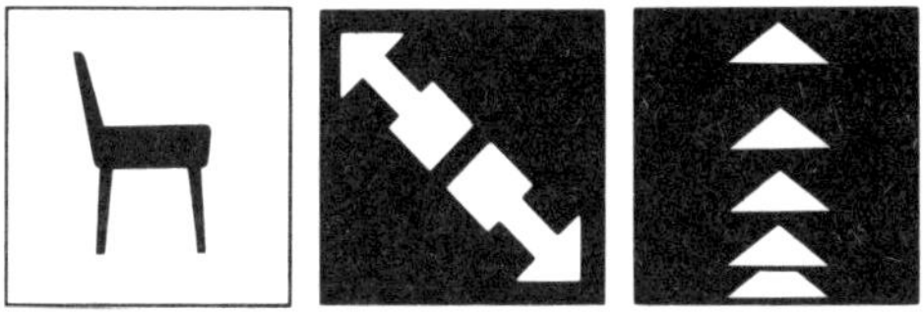

- Seil weit fassen, Hände zusammenführen und wieder auseinander.
- Seil in Schulterbreite fassen, Arme stoßen vorwärts und aufwärts.
- Seil in Schulterbreite fassen, beide Arme in Vorhalte, dann abwechselnd nach rechts und links mit Nachfedern schwingen. Schultergürtel bleibt dabei ruhig.
- Das gleiche, aber die Arme schwingen locker und nehmen den ganzen Oberkörper mit.
- Mit nach oben gestreckten Armen zieht die linke Hand in Zeitlupentempo den Oberkörper nach links, etwas in der Dehnung verharren und langsam in Ausgangsstellung, Arme ab, entspannen.
- Mit nach oben gestreckten Armen ganz leicht nach links und rechts federn, Kopf bleibt zwischen den Armen.
- Beine gegrätscht ausstrecken, Arme in Hochhalte, dann den Rumpf abwechselnd auf das rechte und linke Bein hin beugen mit Nachfedern.
- Seil kurz fassen, beide Arme in Hochhalte, dann es abwechselnd nach unten hinter den Kopf, hoch, und nach vorne vor die Brust führen; mit Federn.
- Seil in eine Hand nehmen, über dem Kopf kreisend schwingen; erst rechte, dann linke Hand.
- Jedes Seilende in eine Hand nehmen, rechten Fuß in das Seil stellen, nach rechts grätschen und wieder ran, dann links, dann beide Beine.
- Knie beugen und strecken.
- Ein Bein gestreckt hochziehen und mit der eigenen Schwere wieder fallen lassen.
  Ein Bein gestreckt, Knie durchdrücken, federnd das Bein hochziehen bis an die Schweregrenze. Anschließend Lockerungsübung.
- Das gestreckte Bein nach außen kreisen lassen.

2. Atemübung

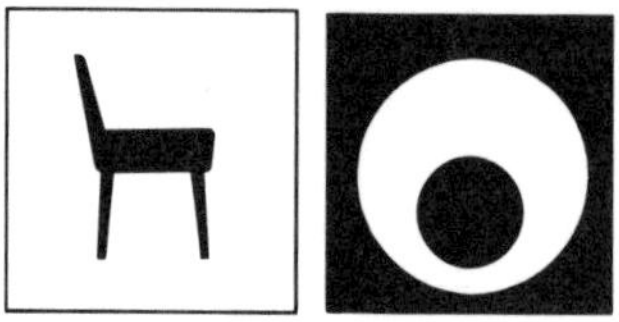

Lied oder Kanon singen.

3. Dehn- und Lockerungsübungen

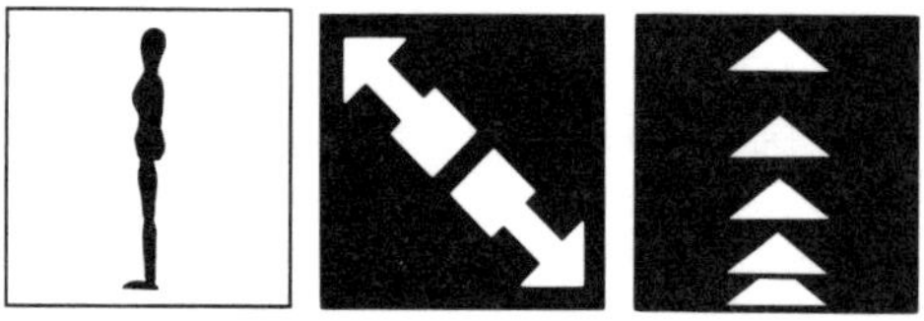

- Mit dem Seil den Rücken „abtrocknen“, wie mit dem Handtuch.
- Seil mit beiden Händen vor den Knien halten und hin und her streifen.
- Seil mit beiden Händen fassen, über das Seil steigen, am Rücken hochstreifen, über den Kopf und wieder vorne herunterführen.
- Seil in eine Hand, seitlich vom Körper schwingen; erst rechts, dann links (Drehung nur im Handgelenk).
- Dasselbe vorm Körper.
- Dasselbe, aber mit Drehung des ganzen Armes.

4. Muskelkräftigende Übung

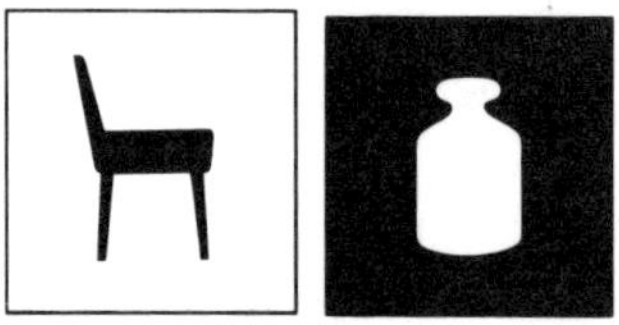

Seil vor der Brust mit beiden Händen fassen und mit Kraft auseinanderziehen bis es gestrafft ist, halten 21–22–23, entspannen **(keine Preßatmung!)**.

5. Wettspiele

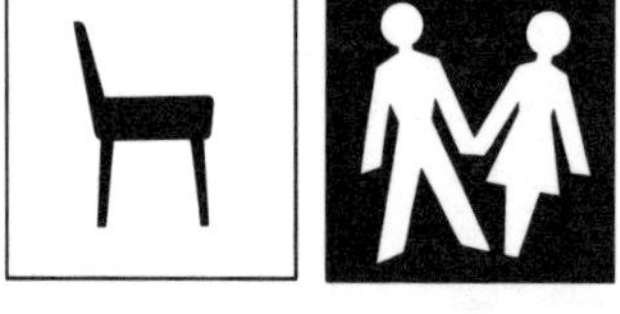

- Teilnehmer sitzen in zwei Reihen hintereinander. Ein zusammengelegtes Seil wird über den Kopf nach hinten gegeben und wieder nach vorne.

- Das Seil wird unter dem Stuhl durchgegeben.
- Das Seil wird einmal rechts, beim andern links vom Stuhl vorbeigegeben. Es muß mit beiden Händen gehalten werden.
- Das Seil wird über dem Kopf zum nächsten gegeben, aber jeder macht einen Knoten hinein.
- Die Knoten werden wieder gelöst.

6. Als Ausgleich zum Sitzen verschiedene *Gehübungen* nach Musik oder Tanz, z.B. Kanontanz „Es tönen die Lieder".

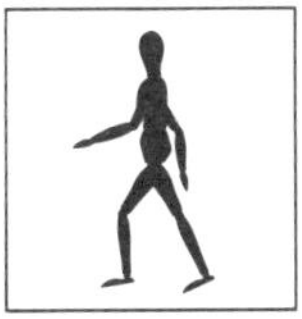

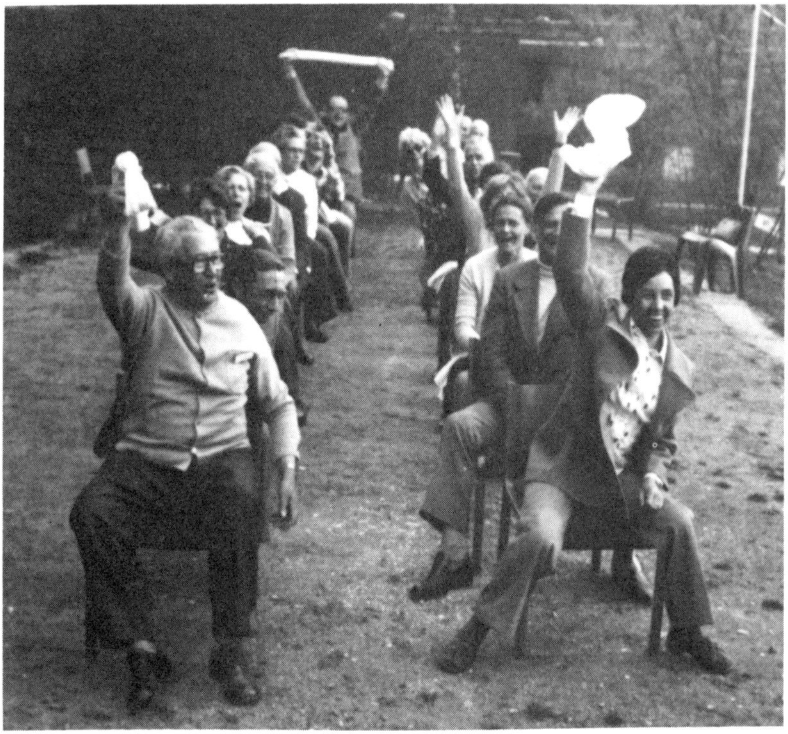

Übungen mit dem Stab (evtl. Spazierstock oder Schirm)

1. Dehn- und Lockerungsübungen

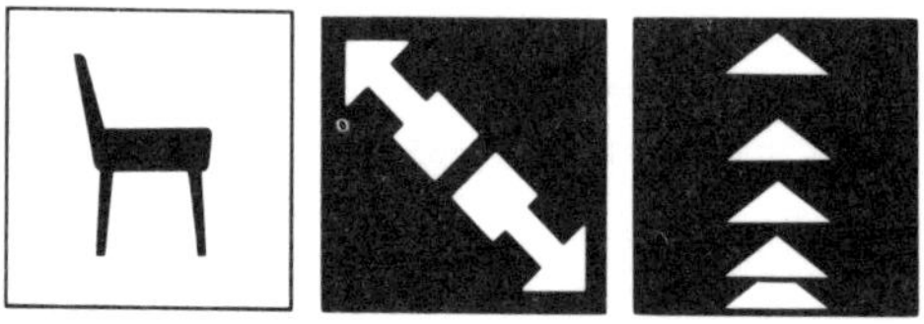

- Stab senkrecht, rechte Hand hält ihn unten fest, linke greift darüber, dann wieder re. usw., bis die Hände oben sind.
- Stab waagrecht, beide Hände an den äußeren Enden. Nun abwechselnd mit den Händen greifen und zur Mitte fortbewegen. Dasselbe zurück bis an die äußeren Enden. Bei der Wiederholung greift jede Hand abwechselnd einmal von oben und einmal von unten zu.
- Stab senkrecht, oben mit beiden Händen fassen, loslassen und etwas weiter unten schnell zugreifen. Dasselbe mit jeder Hand einzeln.

2. Dehn- und Lockerungsübungen

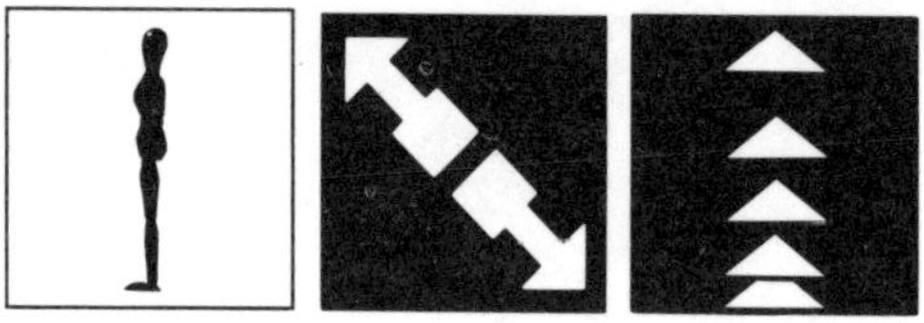

- Leichte Grätsche: Stab waagrecht in Schulterbreite fassen, Arme 1) zur Hochhalte, 2) Vorhalte, 3) Tiefhalte, mehrmals im Wechsel.
- Dasselbe, aber jedesmal die Arme dazwischen beugen.
- Stab seitwärts schwingen, so daß abwechselnd ein Arm weit hoch kommt, mit Nachfedern.
- Stab in Schulterhöhe, dann mit ihm Zirkelbewegungen um den Körper machen, rechts und links mit Nachfedern.
- Mit Stab bei gesenkten Armen Zirkelbewegungen um den Körper machen, rechts, links mit Nachfedern, aber der ganze Rumpf schwingt mit.
- Stab waagrecht gefaßt bis an die Knie bringen und wieder aufrichten.

3. Dehn- und Lockerungsübungen

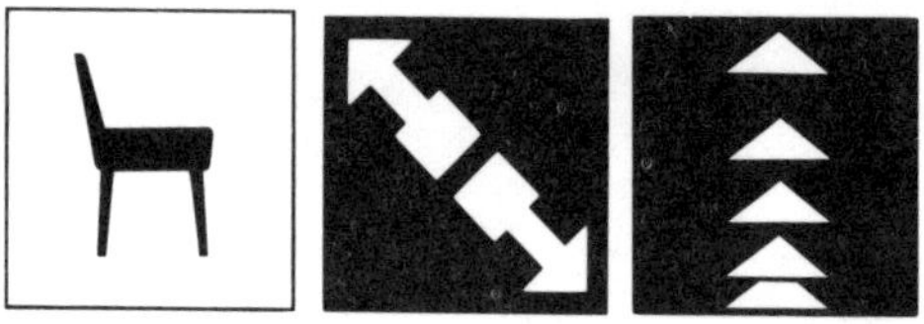

- Beine nach vorne 20 cm auseinanderstrecken, Stab über beide Fußgelenke legen und Füße etwas anheben, dabei mit den Händen am Stuhlsitz abstützen.
- Dasselbe, aber Beine etwas höher heben, bis Stab zu den Knien rollt (Sitz vorne auf dem Stuhl).
- Den Stab in den Nacken zu bringen versuchen.
- Stab halten wie ein Handtuch und so tun, als trockne man sich den Rücken ab.
- Stab über den Kopf und Rumpfbeugen rechts und links mit Nachfedern.

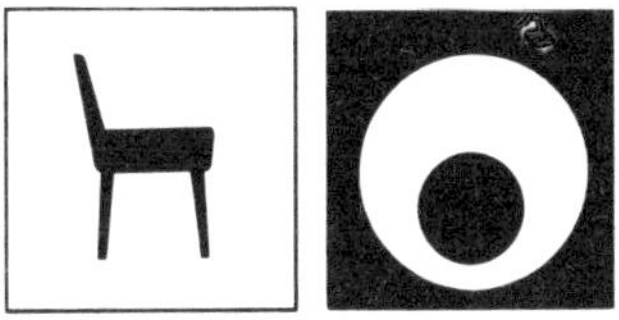

4. Atemübung

Reinigender Atem: Mittelfinger der rechten Hand auf die Nasenwurzel legen, mit Ringfinger das linke Nasenloch zudrücken, rechts einatmen, dann mit Daumen das rechte Nasenloch zudrücken, links ausatmen. Dann links einatmen, rechts aus usw.

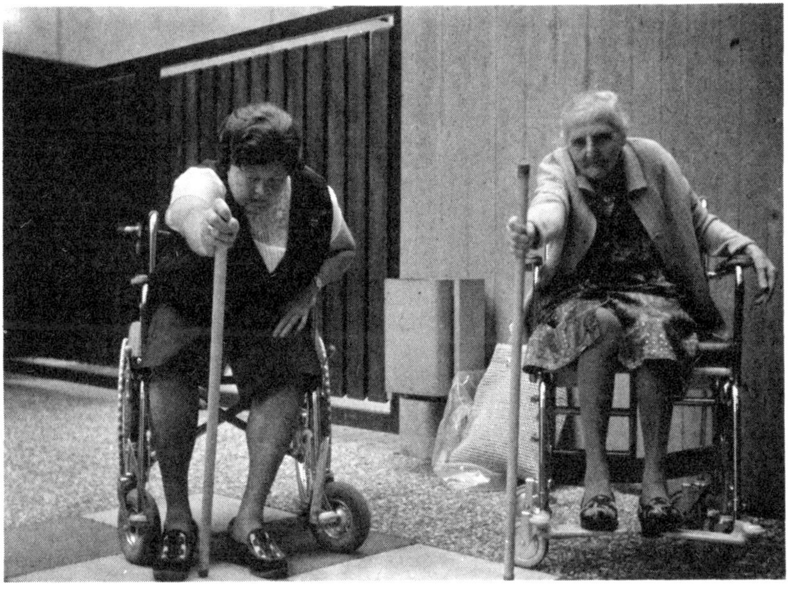

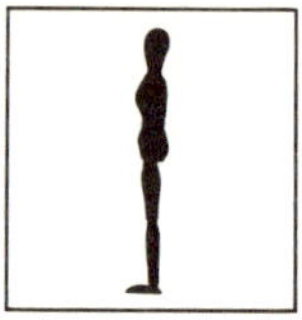 

5. Partnerübungen

- Vorderer Partner hat den Stab auf dem Rücken weit gefaßt, der hintere Partner faßt den Stab und bewegt ihn vorsichtig hoch und runter; dasselbe enggefaßt.
- Gegenübung: Grundstellung einander gegenüber. Der 1. Partner grätscht die Beine, der 2. schiebt den Stab durch die Beine des 1. Partners, geht um ihn herum, hebt den Stab auf und geht damit auf die Erde klopfend auf den Platz zurück. Partnerwechsel.
- Beide Partner fassen einen Stab, gehen frei im Raum und heben die Arme hoch und runter (nach Musik Marsch).
- Dasselbe, aber die Arme nach rechts und links schwingen.
- Beide Partner fassen den Stab am gleichen Ende und schwingen ihn rechts und links.

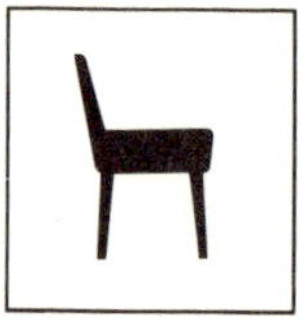

6. In **Vierergruppen** paarweise hintereinander sitzen

- Stab in die rechte Hand nehmen, auf die Erde stützen (linke Hand am Stuhl festhalten), vorbeugen und zurück; dann links.
- Dasselbe, beim Wechsel von einer in die andere Hand mit dem Stab auf die Erde klopfen (nach Musik).
- Paarweise hintereinander rechts und links einen Stab fassen, ihn zunächst rechts, dann links schwingen, schließlich beide Arme mit wechselseitigen Bewegungen. Dann Kreisen wie Dampflokomotive.
- Vierergruppe zueinander setzen, mit Stab einen Ball oder Tennisring einander zuspielen.

Übungen mit dem Ball (siehe auch unter „Seniorenspiele“)

1. Dehn- und Lockerungsübungen (Finger)

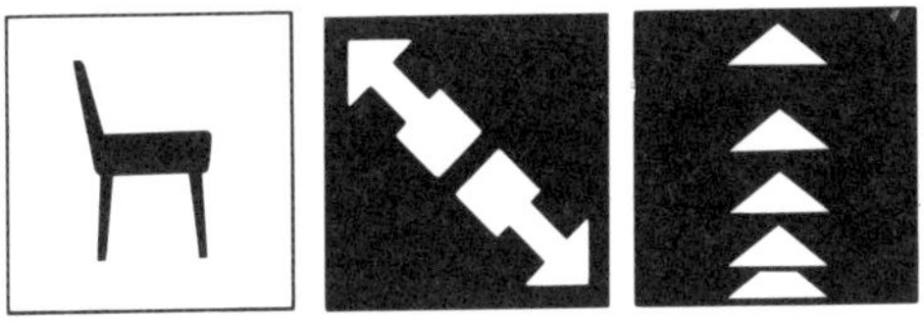

- Ball zwischen beide Hände nehmen, kräftig drücken und lösen **(keine Preßatmung!)**.
- Dasselbe, aber jeden Finger einzeln in den Ball drücken.
- Ball zwischen beide Hände nehmen, die Finger auseinanderspreizen, lockern.
- Bei einer Hand die Finger spreizen, den Ball von oben fassen, Arm strecken.
- Dasselbe, aber abwechselnd den Ball rechts und links neben den Stuhl auf die Erde legen.
- Ball zwischen beide Hände, Fingerspitzen zeigen nach oben, Drehung im Handgelenk zum Körper hin und weg, nach rechts und links.
- Ball zwischen den Handflächen rollen lassen, auch um die Außenseiten.
- Ball von einer Hand in die andere geben, übergehen zu kleinen Würfen.

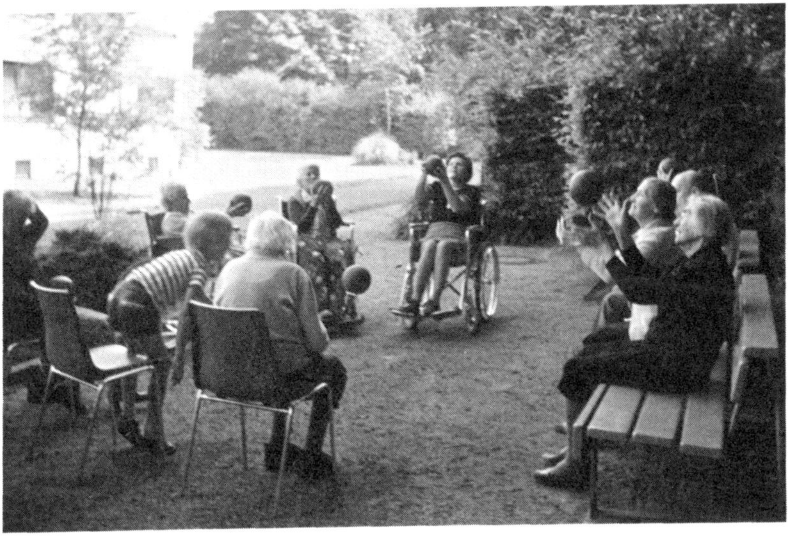

2. Dehn- und Lockerungsübungen

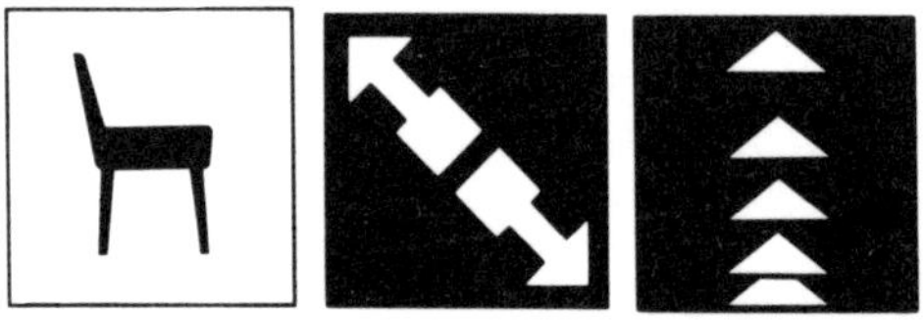

- Beine gegrätscht, den Ball auf die Erde zwischen die Füße legen. Rechtes Bein gestreckt über den Ball nach links heben und zurück. Dasselbe links.
- Beide Beine auf eine Seite des Balles. Die Beine mit geschlossenen Füßen über den Ball auf die andere Seite heben und zurück.
- Ball zwischen die Füße klemmen, Beine heben und senken.
- Ball mit den Händen um den Körper geben; links herum, rechts herum.
- Dasselbe um den Kopf.
- Ball auf eine Seite auf die Erde legen, vor dem Körper her auf die andere Seite rollen und zurück.
- Ball mit beiden Händen fassen, über den Kopf heben und wieder runter.
- Dasselbe mit ganzer Streckung der Arme.
- Dasselbe mit gestreckten Armen nach rechts und links mit Nachfedern.
- Ball in beiden Händen unter das Kinn halten. Arme strecken, hoch, runter, vor, rechts, links, dazwischen die Ellenbogen immer wieder anwinkeln.
- Ball in eine Hand nehmen, unter einem Bein her in die andere Hand reichen, wechseln.
- Ball auf die gestreckten, geschlossenen Beine vor die Füße legen. Durch Heben und Senken der Beine den Ball hoch und runter rollen lassen (bei Sitz vorne auf dem Stuhl leichter!).
- Beine spreizen. Ball zwischen den Knien auf die Erde prellen.
- Ball rechts und links vom Stuhl auf die Erde prellen. (auch im **Takt oder nach Musik**).
- Ball hoch werfen und fangen (Kopf mitnehmen).
- Ball hoch werfen, klatschen, fangen.
- Ball hoch werfen und prellen, abwechselnd.
- Ball auf die Erde legen; ihn durch Schlagen zum Springen bringen.

- **Eigenmassage:**
  Ball zwischen Rücken und Stuhllehne stecken, durch federndes Vor- und Rückbewegen des Rumpfes den Ball pressen und locker lassen; ab und zu die Lage des Balles verändern. Bewegungen auch kreisend, und Oberkörper neigen und aufrichten.

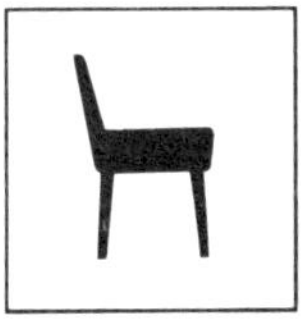

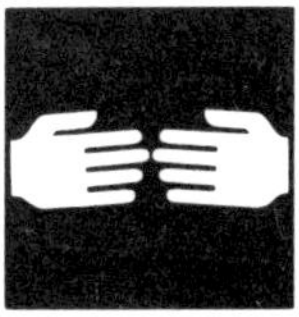

3. Partnerübungen (1 Ball)

- Ball zuwerfen.
- Ball stoßen.
- Ball mit einer Hand werfen, rechts und links.
- Ball mit einer Hand fangen, rechts und links.
- Ball über die Erde rollen (dabei in die Knie gehen, Kopf hoch!).
- Ball abwechselnd rollen und werfen.
- Ball prellen.
- Ball mit dem Fuß stoßen.
- Die Partner sitzen so weit entfernt, daß sie sich mit gebeugtem Körper und gestreckten Armen den Ball reichen können. Jeder hat dazwischen den Ball gestreckt über den Kopf zu halten.
- Ein Partner nimmt den Ball zwischen die Füße, hebt ihn hoch, der andere Partner nimmt ihn mit den Händen ab.
- Dasselbe, aber der Ball darf nur mit den Füßen abgenommen werden.

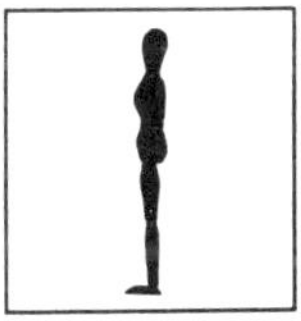

- Partner stehen mit dem Rücken zueinander (armlang entfernt). Einen Ball mit beiden Händen über die Seite dem Partner reichen; einmal rechts, dann links.
- Das gleiche, aber in Achter-Bewegung.
- Ball über den Kopf dem Partner reichen, zwischen den Beinen durch zurückgeben.

4. Partnerübungen (2 Bälle)

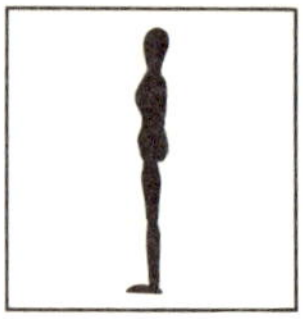
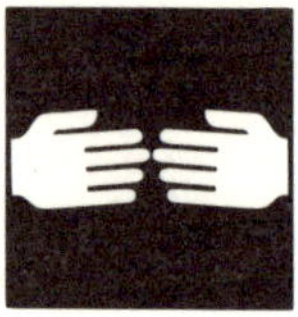

- Bälle zuwerfen.
- Bälle zuprellen.
- Ein Ball wird gleichzeitig geprellt, der andere geworfen.
- Beide Bälle gleichzeitig über die Erde rollen.

5. Ballspiele
(Spiegelregeln siehe „Spiele“)

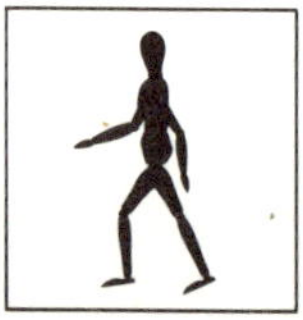

- Riegenspiele mit Bällen.
- Ball über die Schnur.
- Prellball
- Volleyball

Übungen mit dem Zauberkreis

(Koordinations-, Reaktionsübungen — ohne und mit Musik — besonders gemeinschaftsbildend, aber anstrengend)

1. *Im Kreis sitzend* erfassen alle mit beiden Händen die Schnur

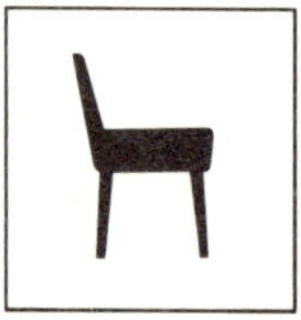

- Arme an die Schultern beugen und wieder fallen lassen.
- Arme in Vorhalte und anbeugen im Wechsel.
- Beine strecken. Jetzt mit den Händen so weit wie möglich zu den Füßen gleiten, Kopf hoch **(nicht lange unten bleiben!!)** und wieder zurück.
- Dasselbe, dann aber Oberkörper aufrichten und die Arme in Hochhalte.

- Mit den Armen erst nach links, dann nach rechts schwingen. Schultergürtel bleibt ruhig.
- Dasselbe, aber jetzt den ganzen Oberkörper mitschwingen; weit nach links und weit nach rechts.
- Beide Übungen verbinden wie Glockenschwingen.
- Arme in Hochhalte, Dehnung aus der Hüfte heraus leicht nach links, dann rechts.
- Ein gebeugtes Knie in das Seil hängen und es nun nach oben ziehen, etwas nachfedern und wieder runter. Das andere Bein.
- Einen Fuß in das Seil hängen, Knie beugen, strecken. Das andere Bein.
- Einen Fuß in das Seil hängen, das gestreckte Bein heben, dann das andere Bein. **Vorsicht!!**

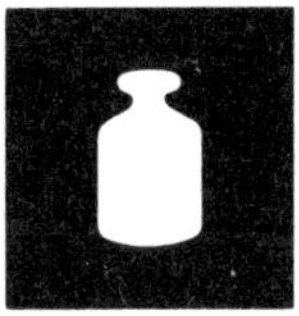

2. Muskelkräftigende Übung

- Hände dicht zusammen, dann Schnur auseinanderziehen und in der Dehnung möglichst lange bleiben, locker lassen, entspannen.

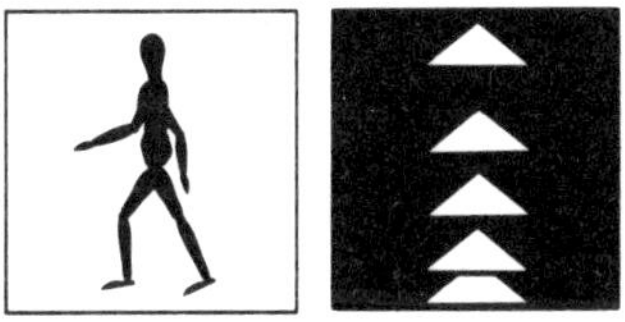

3. Lockerungsübungen

- Der ganze Kreis geht gleichmäßig zur Mitte, wobei die Knie gebeugt werden, dann langsam aus der Hüfte heraus Schritte rückwärts machen und das Seil so weit wie möglich dehnen.
- Einfaches Seitwärtsgehen im Uhrzeigersinn; dasselbe entgegengesetzt.
- Dasselbe, aber alle erfassen das Seil nur mit einer Hand (es muß gedehnt bleiben), die freie Hand zieht in Seithalte nach außen.
- Seitwärts gehen mit nachgestellten Schritten nach rechts und links.
- Seitwärts nach links, dabei den rechten Fuß hinter dem linken her setzen, dasselbe nach rechts. (Schultern und Hüften bleiben immer zur Kreismitte gerichtet.) **Vorsicht!!**
- Das Seil über den Kopf auf den Rücken führen und von hinten wieder nach vorne.

4. Zauberkreis auf die Erde legen 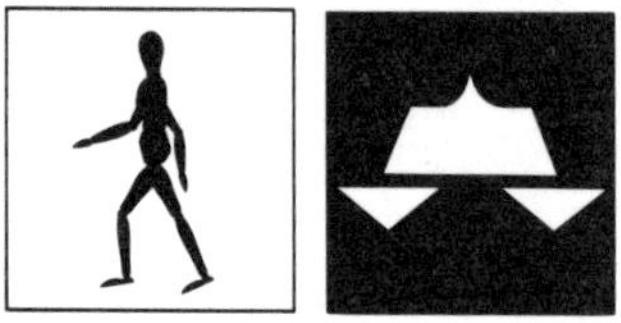

Alle Gehübungen von oben jetzt einzeln als Gleichgewichtsübungen dicht am Seil entlang oder auch auf dem Seil zur **Massage der Füße.**

Übungen mit dem Tennisring (aus Moosgummi)

1. Lockerungs- und Kräftigungsübungen 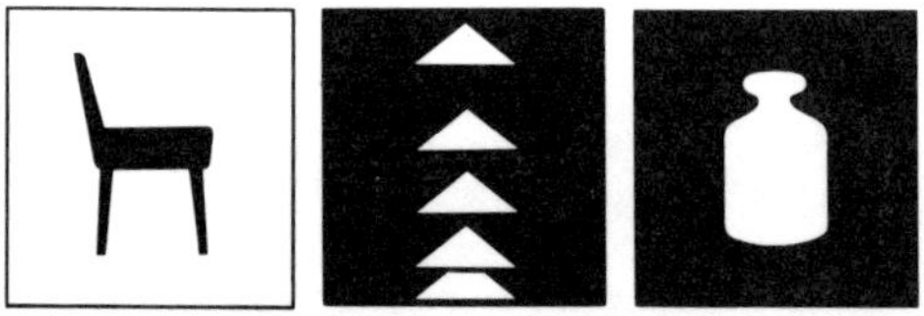

- Ring mit beiden Händen fassen und die Finger kräftig zusammendrücken, Spannung lösen.
- Ring mit beiden Händen fassen und auseinanderziehen, Spannung lösen.
- Ring mit bciden Händen zusammendrücken, lösen.
- Ring fassen, durch Drehen in den Hand- und Ellenbogengelenken nach außen und innen drehen.
- Mit dem Ring steuern, wie beim Autofahren, auch mit gestreckten Armen.
- Ring hochstellen und drehen durch immer neues kräftiges Zugreifen der Hände. Dasselbe in verschiedenen Stellungen des Rings.
- Ring neben dem Stuhl auf dem Boden zum Kreiseln bringen; linke Hand nicht vergessen.
- Ring auf den Kopf legen, runtergleiten lassen und auffangen vorne, rechts, links.
- Ring auf dem Kopf tragen, Oberkörper von der Stuhllehne lösen, Oberkörper aufrichten und kreisende Bewegungen machen, ohne den Ring zu verlieren.
- Mit dem Ring auf dem Kopf alle Dehnübungen der Halswirbelsäule vornehmen, dabei die Lage verändern, z. B. auf der Stirn tragen usw.
- Dehnübungen des Rumpfes, siehe „Einmachringe".
- Lockerungs- und Dehnübungen der Beine, siehe „kurzes Seil".
- Schwungübungen der Arme und des Rumpfes, siehe „Säckchen".

2. Haltungsübungen

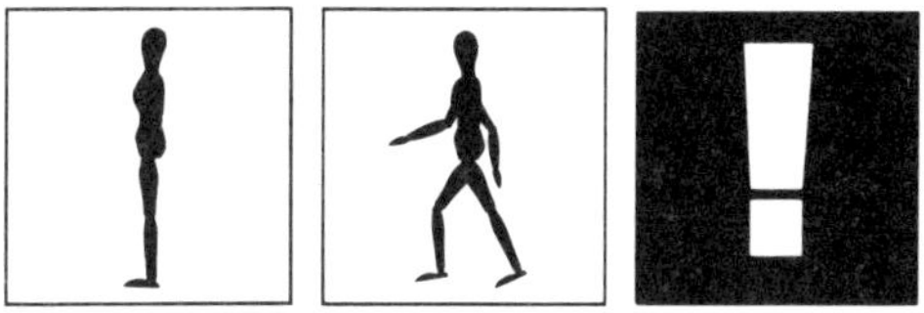

Der Ring wird immer auf dem Kopf getragen

- Gute Haltung im Stehen aufbauen, siehe S. 87
- Mit ruhigen Schritten durch den Raum schreiten.
- Auf Zehenspitzen gehen.
- Mit gebeugten Knien gehen.
- Langsam um die eigene Achse drehen.
- Über einen Graben (mit Seil oder Reifen legen) steigen.
- Unter einem gespannten Seil durchgehen.

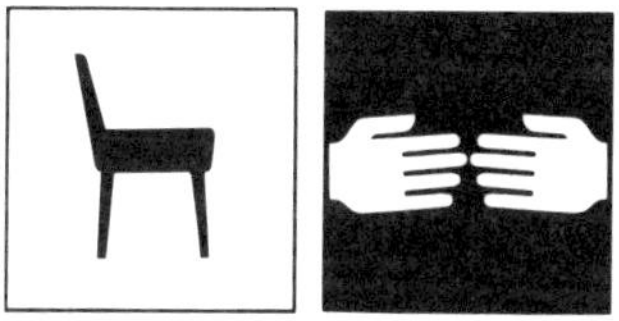

3. Partnerübungen

- Ein Ring wird über einen Arm gestreift; die Partner geben sich die Hand und lassen den Ring jetzt von einem Arm über die Hände auf den anderen gleiten. Arme wechseln.
- Die Partner werfen sich die Ringe zu (Entfernung je nach Leistungsvermögen wählen).
- Die Ringe sind fliegende Untertassen und werden flach geworfen. Der Partner versucht beim Auffangen, den Arm hindurchzustecken.
- Die Ringe über die Erde rollen.

4. Spiele mit dem Tennisring

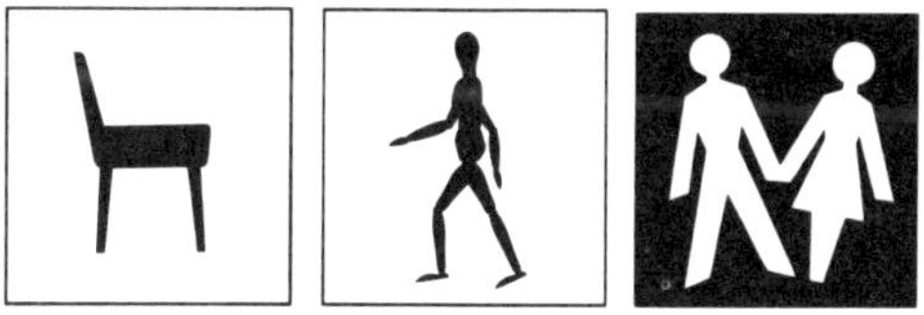

- Staffelspiele (Spielregel siehe S. 145, 146)
- Parteienspiel über die Schnur (Spielregel siehe „Ball über die Schnur“ S. 141
- Hockey im Sitzen (Spielregel siehe „Spiele“ S. 149)

Übungen mit Reifen
(Siehe auch Koordinationsschulung)

1. Dehn- und Lockerungsübungen

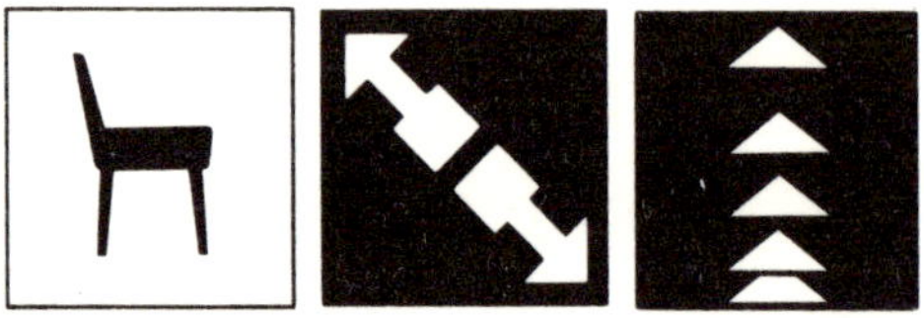

- Reifen mit beiden Händen an einer Stelle fassen (oben), Fuß hineinstellen und bei gebeugtem Knie hochziehen; anderer Fuß; beide Füße (etwas auf dem Stuhl vorrücken).
- Dasselbe, aber abwechselnd Knie beugen und strecken; anderer Fuß; beide Füße.
- Gleiche Stellung, kreisende Bewegungen mit Fuß und Armen, wechseln.
- Reifen senkrecht mit beiden Händen an den äußersten Stellen rechts und links fassen, über den Kopf schwingen bis zur Waagrechten und wieder hinunter.
- Reifen waagerecht über dem Kopf halten; zur linken Seite hinunterschwingen (dabei ist der linke Arm gestreckt, der rechte gebeugt), nachfedern, wieder waagerecht über den Kopf und dasselbe nach rechts.
- Stellung wie vorher, nun den ganzen Rumpf in Zeitlupentempo nach links beugen, etwas in der Dehnung verharren (21–22–23, Arme bleiben gestreckt!), dann über den Kopf nach rechts.
- Dasselbe, aber als Lockerungsübung mit Federn.
- Reifen rechts neben den Stuhl stellen, mit der rechten Hand weit vorrollen, die linke Hand übernimmt ihn und rollt ihn auf die linke Seite neben den Stuhl.
- Reifen um den ganzen Stuhl rollen, rechts und links herum

Alle Übungen können nun *im Stehen* wiederholt werden und sind dann gleichzeitig *Gleichgewichtsübungen.*

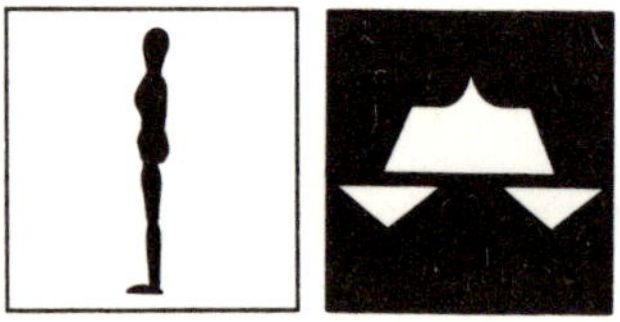

2. Dehn- und Lockerungsübungen

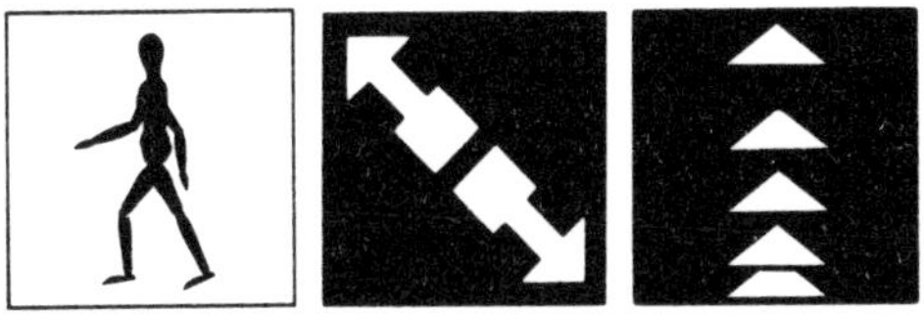

- In einige Entfernung einen Stuhl stellen. Reifen vor sich hertragen (beliebige Haltung), um den Stuhl herumgehen und wieder zurück.
- Reifen waagerecht mit gestreckten Armen tragen.
- Reifen senkrecht mit gestreckten Armen tragen.
- Reifen um den Stuhl rollen.
- Mit dem Reifen 5 Schritte vorwärts und 5 Schritte rückwärts gehen.
- Mit dem Reifen seitwärts gehen (Nachstellschritt).
- Reifen auf die Erde legen, reinsteigen, halbe Drehung, wieder raus.
- Dasselbe, rückwärts raus.
- Reifen auf die Erde legen und ihn mit ruhigen Schritten umkreisen, erst rechts, dann links.
- Reifen hochstellen und ihn auf der Stelle drehen wie einen Kreisel.
- Reifen hochstellen und ihn umgehen, erst rechts, dann links herum.
- Alle tragen ihren Reifen und gehen evtl. nach Musik frei im Raum herum.
- Alle rollen den Reifen im Raum frei herum.

3. *Spiel:* Cowboy-Spiel (Spielregeln siehe „Spiele“ S. 147)

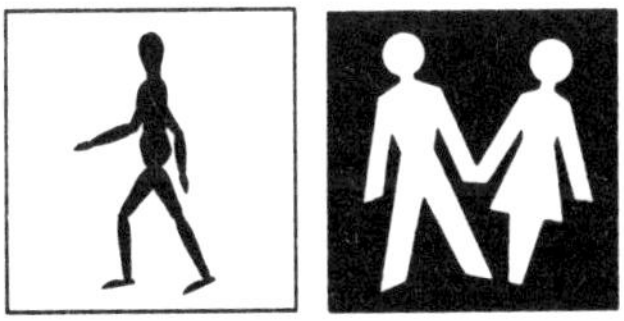

Übungen mit dem (Sand-)Säckchen
(evtl. kleines Sofakissen)
(Säckchen aus Waschstoff etwa 15 x 25 cm, gefüllt mit 200–250 g Sand, Kirschkernen, Trockenerbsen o. ä.)

1. Dehn- und Lockerungsübungen

- Vertrautmachen mit dem Säckchen, spielen und werfen von einer Hand in die andere, hoch, runter, verschiedene Richtungen.
- Säckchen mit beiden Händen aufwärts stoßen, fangen, federn; nur rechts, nur links, wechseln von rechts nach links.
- Säckchen in die rechte Hand, einfaches Schwingen des Armes seitwärts, steigern bis zum Kreisen; andere Hand; dann bei jedem Vorschwung wechseln in die andere Hand (Vorsicht, nicht zu lange, anstrengend!).
- Säckchen auf den Kopf legen und ihn nach allen Seiten drehen.
- Durch Neigen des Kopfes (alle Richtungen) Säckchen fallen lassen und auffangen.
- Säckchen um den Körper kreisen lassen, angefangen beim Kopf bis zu den Beinen.
- Beine ausstrecken, Säckchen in beide Hände nehmen und in Richtung Füße schieben, federn, dann weit über den Kopf schwingen bis in den Nacken, federn.
- Arme in Hochhalte, beim Drehen des Rumpfes nach links die Arme auseinander zur Seithalte, zurück zur Ausgangsstellung, dasselbe nach rechts. Das Säckchen wird immer in der Hand auf der Seite getragen, nach der die Drehung erfolgt, Wechsel in Hochhalte.
- Säckchen mit einer Hand hochhalten und fallen lassen, die andere muß es auffangen, bevor es den Schoß oder Boden erreicht hat. Schwerer: Die Hand, die wirft, fängt auch.
- Ein Bein hochschwingen, dabei das Säckchen drunterdurch werfen. Auch im Wechsel mit Achterschwung.
- Säckchen auf einen Fuß legen, anheben und senken. Dasselbe aus der Grätsche oder bei kreisenden Bewegungen.
- Dasselbe mit beiden Füßen zusammen. Hände stützen sich am Stuhlsitz ab.

- Säckchen auf einen Fuß legen, in die Luft werfen und mit den Händen fangen. Mit beiden Füßen; weiter vorne auf dem Stuhl sitzen (Erfolgserlebnis!).
- Säckchen eignen sich auch für Fußübungen und
- verschiedene Schwungübungen, besonders die mit Verlagerung des Gewichts von einem Bein auf das andere (siehe auch Hüfte).

2. Haltungsübung

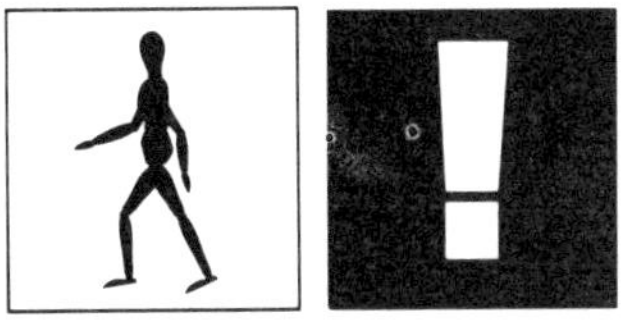

Verschiedene Gehübungen, wobei das Säckchen auf dem Kopf getragen wird.

3. Partnerübungen

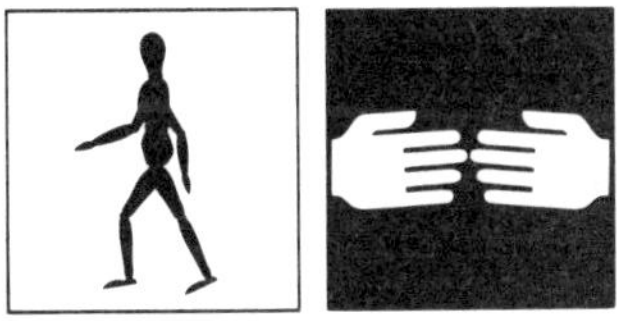

Siehe Ball, Wasserball, Reaktions- und Koordinationsübungen.

Übungen mit dem Tuch
(z. B. mit dem Handtuch, besonders geeignet ist Frottee)

1. Dehn- und Lockerungsübungen

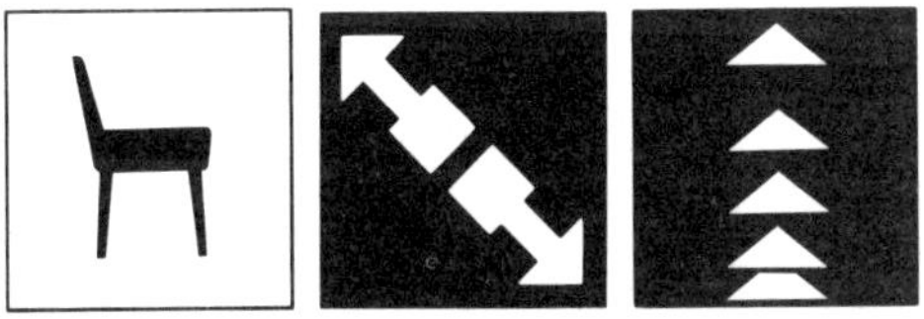

- Tuch an den Enden der Längsseite fassen, Hände zusammenführen, auseinander, Tuch strecken, erst mit gebeugten Armen, dann mit gestreckten.
- Tuch zu einem Ball zusammenknutschen, auch mit einer Hand allein.
- Tuch an beiden Kanten der Schmalseite fassen und wie beim Wäscherecken glatt ziehen.
- Tuch an den Kanten einer Schmalseite fassen, mit beiden Händen zusammenraffen. Tempo steigern.

- Tuch an den Längsseiten gefaßt vorm Körper hin- und herziehen durch Strecken und Beugen eines Armes nach rechts und links.
- Dasselbe auf dem Rücken in der Diagonale.
- Tuch um die Schultern legen, an den Enden fassen, Arme zur Hochhalte strecken und beugen, dabei das Tuch mit den Augen verfolgen.
- Mit dem Tuch alle schwingenden und kreisenden Bewegungen ausführen mit einer und auch beiden Händen und Wechsel von einer in die andere Hand.
- Tuch ausgebreitet auf die Erde legen, mit den Füßen es ordentlich zusammenfalten.
- Tuch ausgebreitet auf die Erde legen, aber die Zehen beider Füße raffen es zusammen.
- Tuch längsseitig zusammenrollen, mit den Füßen die Rolle vor- und zurückschieben **(Massage der Fußflächen).**
- Mittelfuß über die Rolle legen und versuchen, mit Ferse und Zehen den Boden zu berühren.
- Tuch verknoten und wie einen Ball benutzen (siehe auch Seite 109 ff)
- Tuch wie Seilchen benutzen (siehe auch Seite 103 ff)

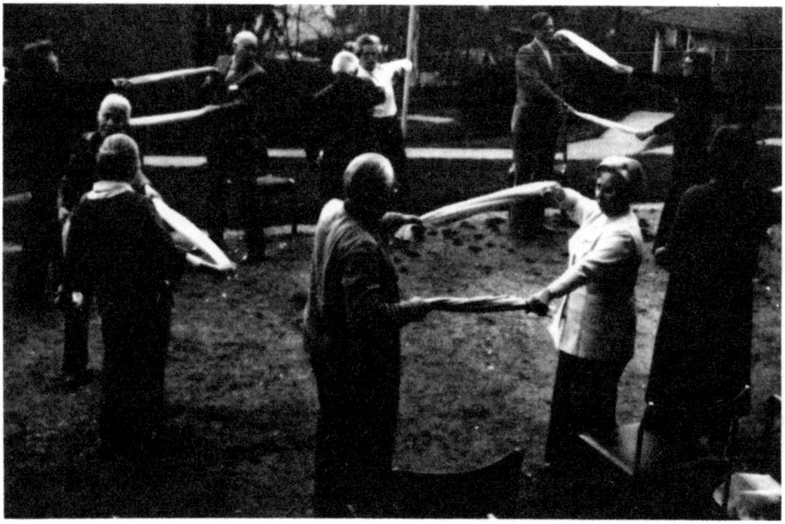

2. Partnerübungen

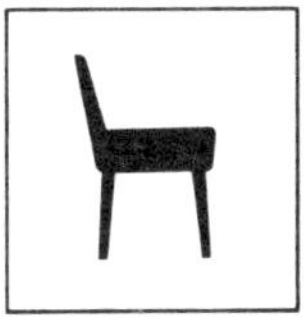

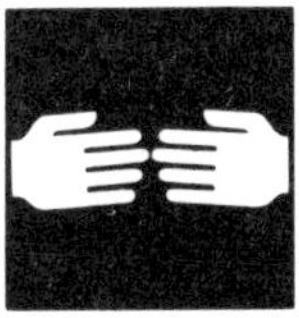

- Mit **einem** Tuch: Die Partner sitzen sich gegenüber, fassen jeder das Tuch mit je einer Hand an den Ecken der Schmalseite. Jetzt wie zum Wäschestrecken das Tuch gleichmäßig zur Mitte zusammenraffen und wieder glätten.
- Dasselbe, aber das zusammengeraffte Tuch wird nun gestreckt; dazu Arme strecken und beugen; anschließend die Stühle so weit auseinanderschieben, damit ein Partner sich weit vorbeugen muß. In der Dehnung zählen 21–22–23, dann wechseln.
- Mit **zwei** Tüchern:
  Jeder Partner hat ein Ende der beiden zusammengerafften Tücher in der Hand und beugt und streckt abwechselnd den linken und rechten Arm.
- Dasselbe, aber die gegenüberliegenden Arme der Partner führen eine kreisende Bewegung aus (wie eine Dampflok), dann die anderen Arme vor- und zurückkreisen, schließlich alle vier Arme.
- Die verschiedensten Dehn- und Lockerungsübungen der Arme lassen sich hier anschließen, aber alle als Partnerübung.

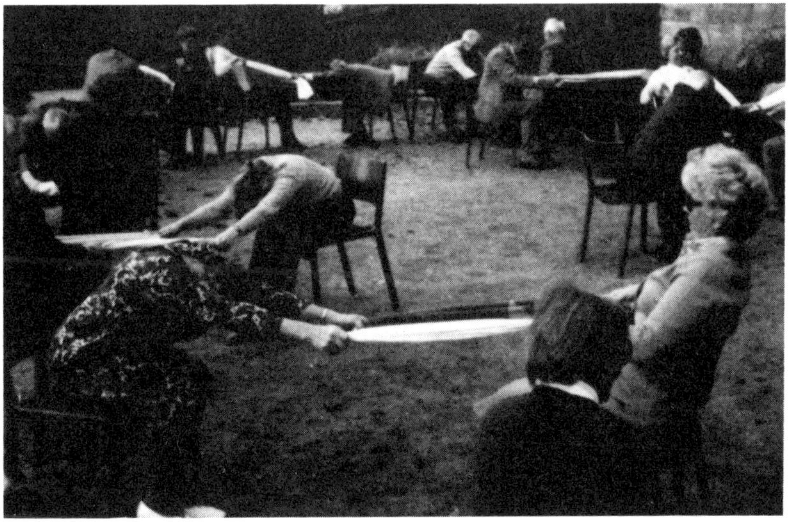

3. Kreisaufstellung

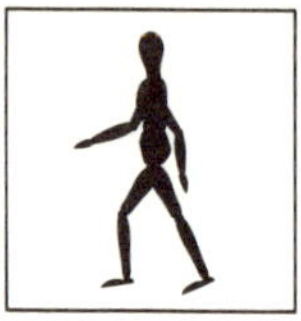

- Zwischen jedem Teilnehmer ein zusammengerafftes Tuch. Alle gehen nach der Musik kreiseinwärts und wieder zurück, bis die Tücher gespannt sind (Marsch).
- Alle gehen erst in Kreisrichtung, dann im Uhrzeigersinn.
- Alle schwingen die Tücher vor und zurück oder lassen sie kreisen.

- Alle 3 Übungen nach dem Rhythmus und der Einteilung eines Liedes verbinden.
  Besonders geeignet: Der Kanon „Sonne im Mai lockt alle Vögel herbei“.

Übungen mit Einmachringen
(2–3 ineinandergeschlungen)

Lockerungs- und
Kräftigungsübungen

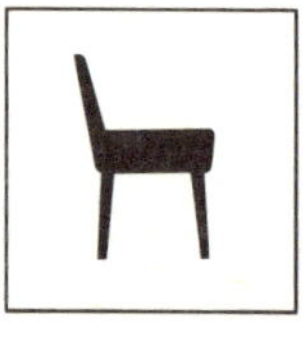

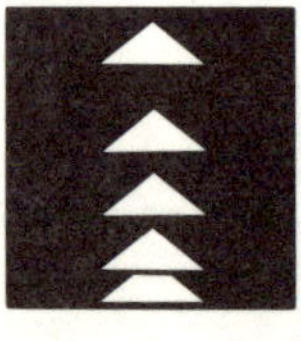

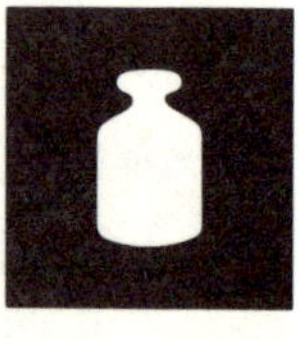

Arme, Schultern

- Ringe (Daumen bleibt frei) über die Hände hängen, Hände kräftig auseinanderziehen; dasselbe mit gestreckten Armen in Vorhalte.
- Ringe über die Daumen hängen, einen Ellenbogen beugen, den anderen Arm ausgestreckt in Vorhalte. Der gestreckte Arm wird aus der Schulter herausgedehnt und wieder zurückgenommen. Dasselbe in Seithalte.

- Ringe über die Daumen hängen, Ellenbogen beugen, abwechselnd rechten und linken Arm strecken.
  Dasselbe, aber die Ringe liegen nicht vor den Schultern, sondern hinter dem Kopf.
- Arme mit Ringen um die Hände nach hinten über die Stuhllehne fallen lassen, Hände auseinanderziehen; entspannen. Dasselbe mit rückwärts gestreckten Armen; entspannen. Lockerung: gleiche Ausgangshaltung, Arme nach rechts und links pendeln lassen.
- Rumpf
  Ringe über die Hände (Daumen bleibt frei) hängen, Arme in Hochhalte, die linke Hand zieht den Rumpf langsam in die Dehnung nach links, verharren (21–22–23), Ausgangsstellung, Arme ab, entspannen. Bis 3mal, dann rechte Seite.
- Ringe über die Daumen hängen, Arme in Vorhalte und schwingen nach rechts und links mit Nachfedern; Drehung im Rumpf.
- Ringe über die Daumen hängen, eine Hand bleibt auf dem Schoß liegen, die andere streift am vorderen Stuhlbein in Richtung Boden. Dasselbe, Arme nach hinten über die Stuhllehne fallen lassen, eine Hand streift am hinteren Stuhlbein hinunter.
- Daumen in die Ringe hängen, mit den Armen Achterkreisbewegungen vor dem Körper ausführen.

Beine

- Ringe in beide Hände, ein Knie einhängen und Oberschenkel kräftig zum Bauch hinziehen, mehrere Male federn – Darmmassage.
- Ring in eine Hand, in die andere Schlaufe einen Fuß einhängen, Knie beugen und strecken.
- Das Bein bleibt gestreckt und wird federnd hochgezogen; das gestreckte Bein führt kreisende Bewegungen aus.
- Beide Füße in die Ringe hängen, Beine strecken und etwas anheben, dann grätschen und wieder zusammenführen. Später zusätzlich Muskulatur des Darm- und Blasenausgangs anspannen und lockern.
- Beine nach oben und unten grätschen.

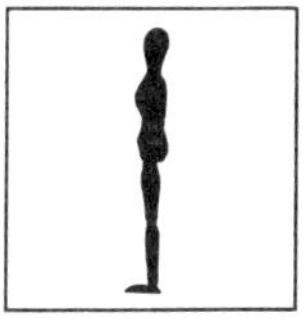

Im Stehen lassen sich weiter viele kreisende und schwingende Bewegungen ausführen.

Übungen mit dem Gymnastikball, Wasserball, Luftballon

(Man kann in einer Stunde alle 3 Geräte nacheinander verwenden bei gleichen Übungen, so daß die Anpassung ans Gerät große Anforderungen stellt. Nur zu empfehlen bei Geübten.)

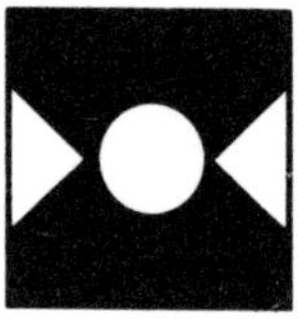

A. *Gymnastikball*

B. *Wasserball* (sie sind meist zu groß und deswegen nicht für alle Übungen geeignet. Besonders zu empfehlen bei Partner- und Gruppenspielen).

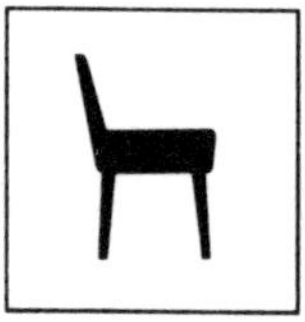

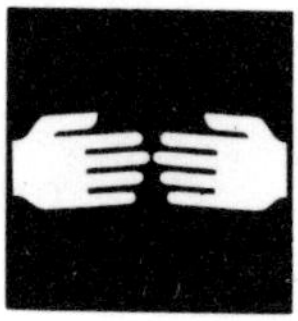

1. *Partnerübungen*

- Einfaches Zuwerfen.
- Ball zustoßen.
- „Fünfer-Probe". Einer wirft den Ball dem anderen zu, der schlägt 1. mit den Handflächen beider hochgestellten Hände zurück (5mal), 2. mit den Fäusten (4mal), 3. mit der Außenfläche einer Hand bei aufeinandergelegten Händen (3mal), 4. mit einem Arm (2mal), 5. mit dem Kopf (1mal). Wechseln. Oder als Spiel: dann Wechsel, wenn ein Fehler gemacht wurde.
- Ball mit dem Knie zum Partner stoßen.
- Ball auf den Fuß fallen lassen und dem Partner zustoßen. Fuß wechseln; beide Füße (etwas auf dem Stuhl nach vorne setzen).
- Die Partner sitzen so weit entfernt, daß sie sich mit gebeugtem Körper und gestreckten Armen den Ball reichen können. Jeder hat dazwischen den Ball gestreckt über den Kopf zu heben.
- Ein Partner nimmt den Ball zwischen die Füße, hebt ihn hoch, der andere nimmt ihn mit den Händen ab.
- Dasselbe, aber der Ball darf nur mit den Füßen abgenommen werden.

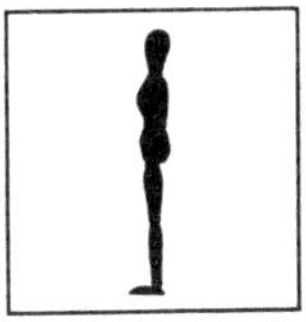

- Partner stehen mit dem Rücken zueinander (armlang entfernt). Ball über die Seite dem Partner reichen, einmal rechts, einmal links.
- Das gleiche, aber der Weg des Balles beschreibt eine Acht.
- Ball über den Kopf dem Partner reichen, zwischen den Beinen zurückgeben.

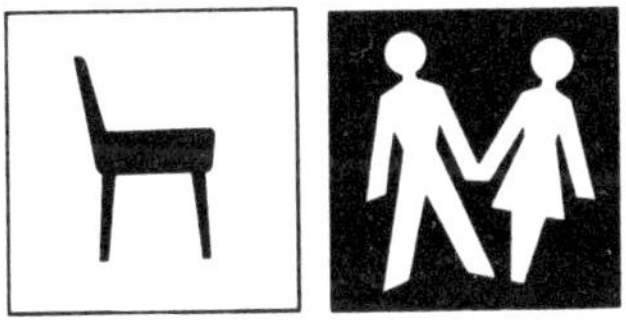

2. *Gruppenspiele*

- Im Kreis sitzend den Ball 2mal rechts herum wandern lassen, 2mal links herum.
- Mit gestreckten Armen über den Kopf dem Nachbarn reichen. Einer steht in der Mitte und wirft nun reihum jedem den Ball zu. Er kommt immer wieder zu ihm zurück.
- Das gleiche, aber nicht der Reihe nach, sondern wahlweise hin und her.
- Daraus Spiel entwickeln. Wer nicht aufgepaßt hat und den Ball fallen läßt, geht in die Mitte.

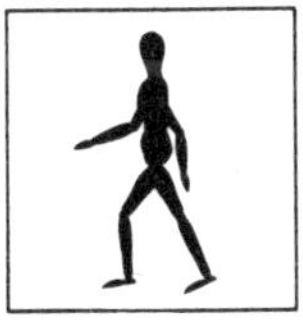

3. *2 Parteien* im Sitzen oder Stehen (Spielregeln siehe „Spiele")

Volleyball: (Der Ball wird mit beiden flachen Händen hinüber geschlagen.) Fehlerpunkte: wenn Ball auf die Erde fällt, Schnur berührt, drunter durch geht usw. (Spielregeln siehe „Spiele").

C. *Luftballon*

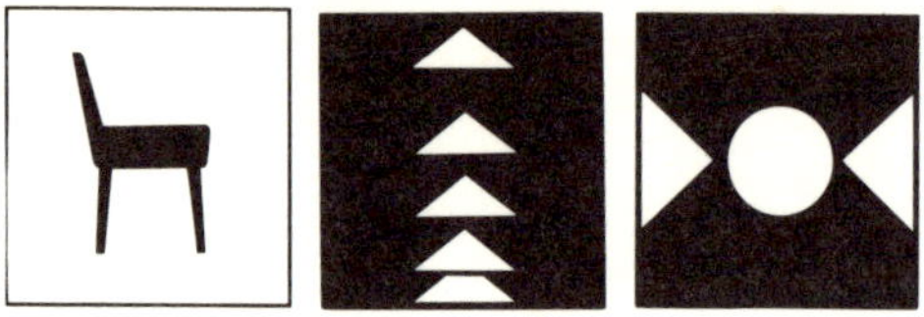

1. *Lockerungs-, Koordinations- und Reaktionsübungen*

- Freie Aufgabenstellung; vertraut machen mit dem Gerät.
- Hochspielen; beide flachen Hände, jede Hand einzeln, von einer Hand in die andere.
- Dasselbe mit der Faust.
- Hochspielen mit dem Ellenbogen.
- Hochspielen mit der Schulter.
- Hochspielen mit dem Kopf.
- Hochspielen mit dem Knie.
- Hochspielen mit dem Fuß.
- Hochspielen mit jedem Finger einzeln.
- Hochspielen im Wechsel mit allen Körperteilen.
- Hochspielen im Wechsel Hände, Füße.
- Hochspielen nur mit den Füßen.
- Hochspielen von einer Hand in die andere über den Kopf.
- Den Ballon vom Arm über den Nacken zum anderen Arm rollen lassen.
- Balancieren auf jedem Finger einzeln.
- Balancieren auf der Nase.
- Balancieren auf der Brust.
- Balancieren auf dem Knie.
- Balancieren auf dem Fuß.
- Balancieren auf dem Kopf.
- Ballon mit beiden Händen und gestreckten Armen hochhalten, fallen lassen und vor dem Boden wieder auffangen.
- Ballon am Nippel so anschlagen, daß er wirbelt.

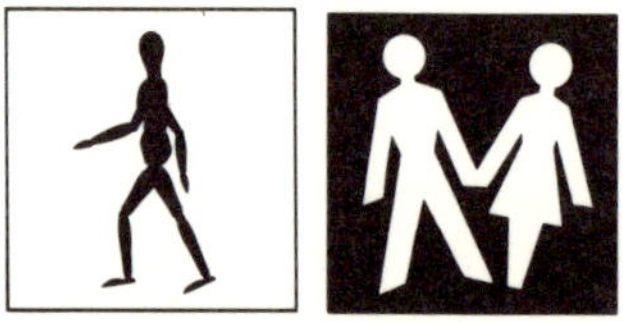

- Mit dem Ballon frei im Raum gehen und ihn in den verschiedensten Stellungen hochspielen.
- Dasselbe als *Spiel:* Wer Ballon fallen läßt, setzt sich hin.

2. *Parteienspiel* über die Schnur. (Der Ballon darf in der eigenen Partei mehrere Male hochgespielt werden, bis er hinüber geht). Fehler wie bei Volleyball (siehe „Spiele“).

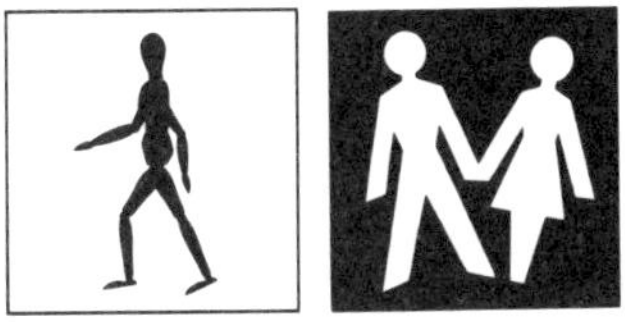

Balancieren und Hochspielen auch als *Riegenspiele* um einen Stuhl herum (Spielregeln siehe „Spiele“).

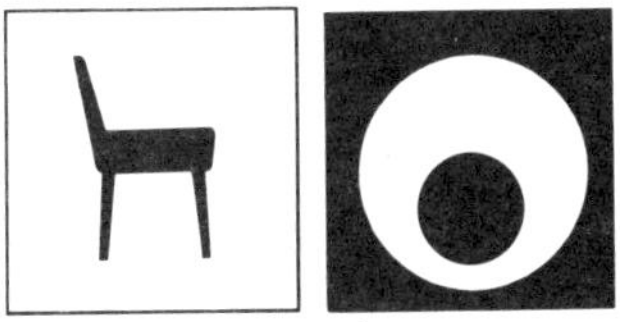

3. *Atemübungen*

Aufblasen lassen als besondere Ausatemübung. (Dabei nicht stoßweise kräftige Ausatmung, sondern Atem gleichmäßig, langsam gleitend in den Ballon blasen).

Übungen mit dem Doppelklöppel (DK)

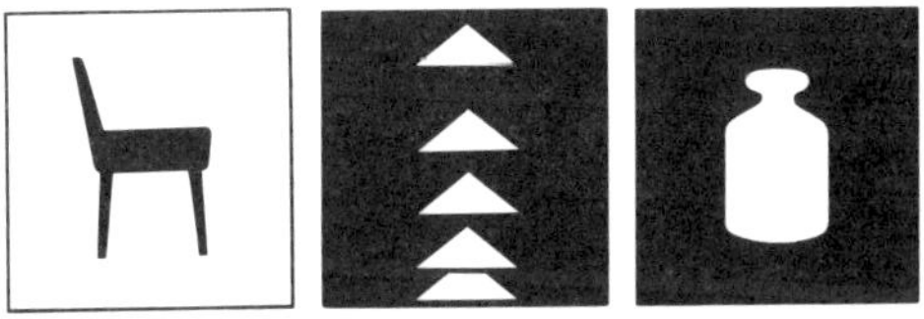

1. Übungen mit **einem** DK

- Vertrautmachen mit dem DK, abtasten, spielen, werfen usw.
- Bälle des DK mit beiden Händen fassen und mit den Fingern kräftig kneten; Spannung lösen, Hände ausschütteln.
- Bälle des DK fassen und zur Stabmitte hin kräftig drücken (21–22–23); Spannung lösen (**keine Preßatmung!**). Dasselbe in Vorhalte.
- Den Stab des DK mit einer Hand in der Mitte fassen, Drehbewegungen im Hand- und Ellenbogengelenk in alle Richtungen ausführen.
- DK senkrecht auf eine Handfläche stellen und damit balancieren; dasselbe auf jedem einzelnen Finger, dem Ellenbogen usw.
- Weitere Stoß- und Schwungübungen der Arme und des Rumpfes, siehe „Säckchen, Tuch“ usw.

- Weitere Dehn- und Lockerungsübungen, siehe „Stab, Einmachringe“ usw.
- Einen Ball des DK mit einer Hand fassen und in verschiedenen Richtungen auf den Boden prellen. Dasselbe mit Wechsel von einer Hand in die andere, später mit Arm- und Rumpfschwüngen verbinden.
- DK senkrecht stellen, auf den Boden fallen lassen, wieder auffangen; mit beiden Händen, einer Hand, im Wechsel. Dasselbe mit waagerecht gehaltenem DK.
- DK waagerecht vor die Füße legen und vor- und zurückrollen; auch jeder Fuß einzeln und im Wechsel.
- Die Füße versuchen den liegenden DK senkrecht aufzurichten.
- Beine ausstrecken, leichte Grätsche. DK waagerecht über die Fußgelenke legen und durch Anheben der Beine hoch und herunter rollen. Hände stützen sich am Stuhlsitz ab.
- DK waagerecht vor die Füße legen. Einen Fuß mit der Wölbung leicht über den Stab stellen, mit Zehen und Ferse versuchen, den Boden zu berühren.

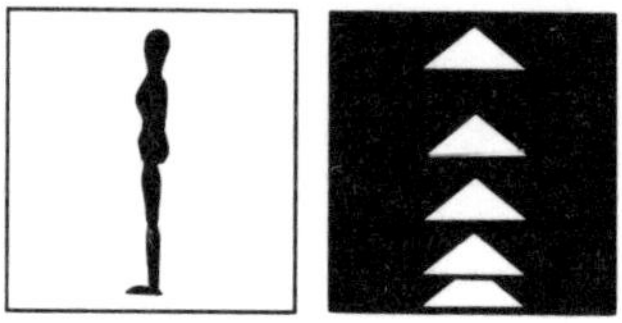

- Verschiedene Schwungübungen, besonders die mit Verlagerung des Gewichts von einem Bein auf das andere (siehe auch Hüfte).
- Prellübungen lassen sich im Stehen ausführen, evtl. zunächst den Stuhlsitz statt Boden benutzen.

2. Übungen mit **zwei** DK

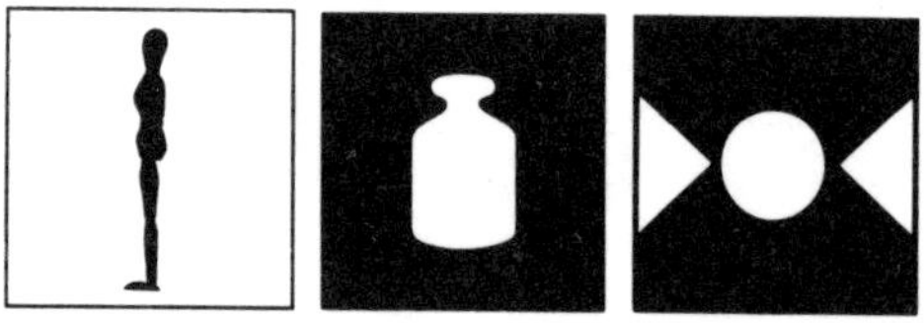

Sie erfordern besondere Konzentration und Geschicklichkeit und sind darum für Geübte geeignet.

- Beide DK am Stab fassen, gegeneinander schlagen.
- Daraus weitere Übungen, auch verbunden mit Schritten entwickeln.
- Greifübungen siehe auch Stab.

3. Rhythmische Übungen

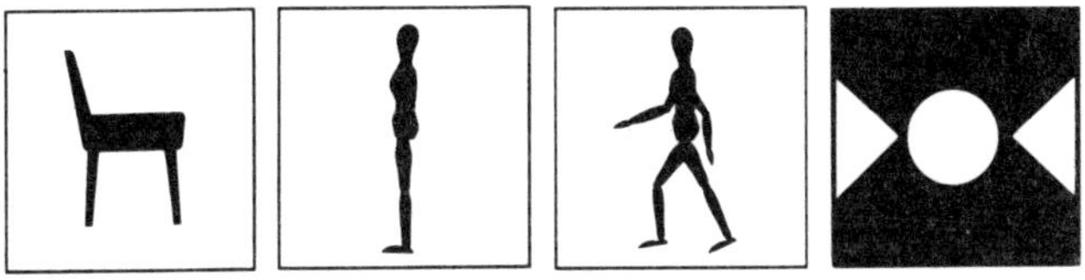

Der DK ist ganz besonders für rhythmische Übungen geeignet. Mit Ausnahme weniger sind die unter 1. und 2. genannten Formen dazu geeignet, sich einem Rhythmus zu unterstellen. Ein Drei-Viertel-Takt hat sich besonders bewährt, also ein Walzer oder Langsamer Walzer. (Dazu siehe: Abschnitt „Koordinations- und Reaktionsübungen".)

E) Koordinations- und Reaktionsübungen

Allgemeine Übungen nach Musik und Feinmotorikübungen

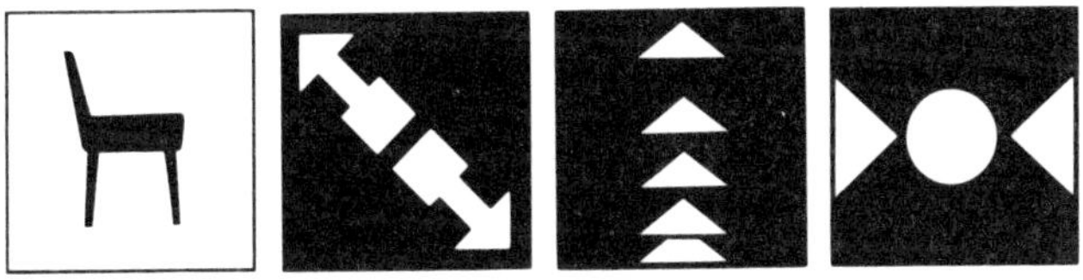

1. Dehn- und Lockerungsübungen (alle Übungen werden nach Kommando oder Musik gemacht – 4/4 Takt)

a) Jedes Bein einzeln mehrmals strecken und ausschütteln. Dann 3mal schütteln, aufsetzen, im Takt und Wechsel.
b) Dasselbe für die Arme. 1–2–3 Klatschen, Wechsel.
c) Dasselbe Arme und Beine zusammen.
- a) bis c) ist eine Einheit und wird als Folge wiederholt.

d) Faust machen, Finger spreizen, im Wechsel.
e) Arme in Seithalte: Einen Arm 3mal federnd aus der Schulter ziehen – Pause – anderen Arm.
f) Arme und Hände weit vorstrecken (Oberkörper mitnehmen) 1–2–3, dann die Hände zurücknehmen an die Schulter, aufrichten –4.
- d) bis f) ist eine Einheit und wird als Folge wiederholt.

g) Jeden Fuß einzeln strecken, bis die Zehen den Boden berühren, und auf die Ferse stellen im Wechsel.
h) Fußstellung leicht gegrätscht. Im Wechsel Zehen zusammenführen und weit auseinander; dasselbe mit den Hacken.
i) ein Knie beugen, mit beiden Händen umfassen, 3mal federn und abstellen; wechseln.

- g) bis i) ist eine Einheit und wird als Folge wiederholt.

j) Hände an den Hinterkopf legen. Einen Ellenbogen und das gegenüberliegende Knie zusammenführen 1–2–3, aufrichten – 4, wechseln.

k) Eine Hand an das vordere Stuhlbein legen und bis unten gleiten 1–2–3, aufrichten – 4, wechseln.

l) Beine vorstrecken, mit lockeren Armen den Oberkörper nach vorne fallen lassen 1–2–3, dann aufrichten – 4, dann die Arme über die Rückenlehne fallen lassen 1–2–3, aufrichten – 4.

- j) bis l) ist eine Einheit und wird als Folge wiederholt.

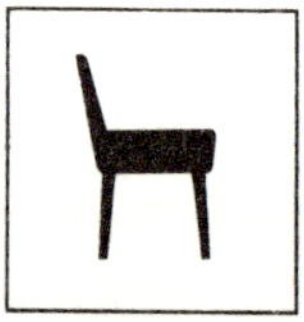
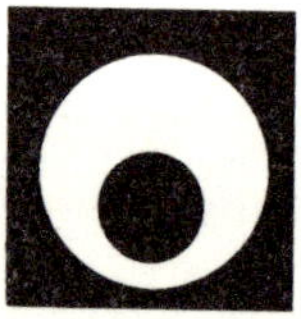

2. Atemübung: Sitz-Klatsch-Tanz

Gesungen wird nach der bekannten Melodie: „Rucki zucki – rucki zucki, das ist der neuste Tanz" und folgende oder ähnliche Bewegungen gemacht: „Rucki", die Hände schüttelnd tief nach unten halten, „Zucki", die Hände schüttelnd weit nach oben, „das ist der neuste Tanz", links vom Körper 2mal, rechts 2mal und in der Mittc einmal in die Hände klatschen.

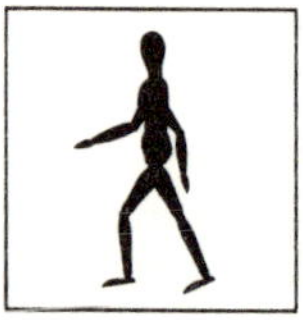
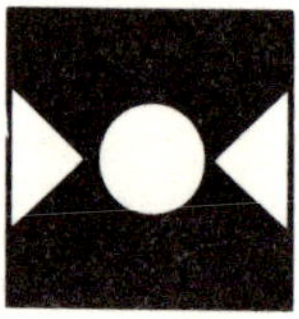

3. Koordinationsübungen

a) Gehen mit verschiedenen Schwierigkeitsfaktoren, z. B.

- seitwärtsgehen einfach, mit Nachstellen oder Übersetzen des Fußes vor oder hinter dem anderen.
- Gehen mit kräftigem Armschwingen.
- Gehen mit verschiedenen Fußstellungen.
- Zwischen 2 Linien gehen, auf einer Linie gehen usw.

b) Bewegungen für das feinere Muskelgefühl (Feinmotorik) am Tisch:

- Spielkarten mischen und geben.
- Streichhölzer ein- und aussortieren oder zwischen die Finger stecken, oder Streichholzschachtelhülse von einer Nase zur anderen wandern lassen.

- Mikado- oder Steckspiele.
- Knöpfe annähen nach Zeit.
- Billard spielen.
- Figuren falten.

  usw.

Akustische, visuelle Reaktions- und rhythmische Übungen

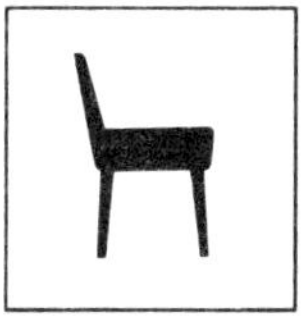

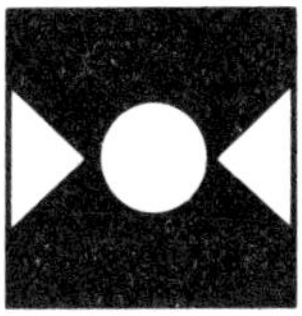

1. Reaktionsübungen (visuell)

- Der Leiter macht die verschiedensten Übungen vor, die nachgemacht werden müssen. Tempo zusätzlich wechseln.
- Dasselbe, aber Gegenbewegungen machen, z. B. beim Klatschen mit den Füßen treten; beide Arme hoch: Arme runter usw.
- „Alle meine Gesellen fleißig an die Arbeit, alle Tauben fliegen hoch." Beim ersten Teil des Spruches klopfen alle auf die Knie, beim 2. werden die Arme bei fliegenden Gegenständen hoch gehoben, beim Nennen aller anderen bleiben sie unten. Der Leiter jedoch hebt sie immer hoch.
- Die eine Hälfte der Teilnehmer hat z. B. rote, die andere schwarze Bälle. Der Leiter hält zwei verschiedenfarbige Gegenstände versteckt. Beim Vorzeigen des einen Gegenstandes haben die roten, beim Vorzeigen des anderen Gegenstandes die schwarzen Bälle in die Luft zu fliegen usw.
- Die Teilnehmer sollen beim Vorzeigen des einen Gegenstandes einen Ring mit der linken Hand, beim anderen Gegenstand mit der rechten Hand hochhalten (sehr schwierig, immer wieder üben!).

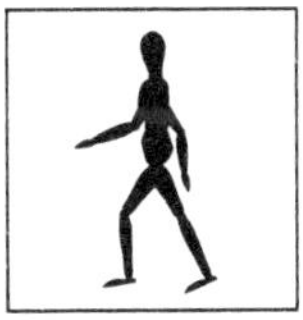

- Der Leiter hält 2 verschiedenfarbige Tücher versteckt, z. B. rot und grün. Hebt er eins in die Höhe, heißt rot „halt" und grün „gehen".
- Dasselbe, aber die Teilnehmer sind in 2 Gruppen geteilt. Auf rot geht 1, auf grün geht Gruppe 2.

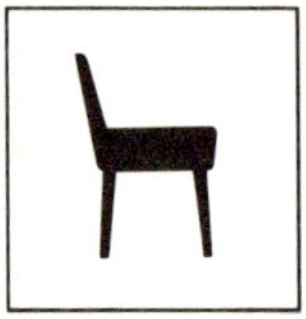 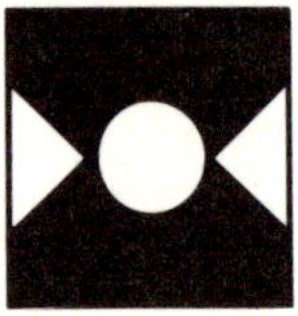

2. Reaktionsübungen (akustisch)

- Alle achten auf das Klatschen des Leiters und machen nach. Dabei wird Rhythmus und Lautstärke ständig gewechselt; auch kein Geräusch, nur die Gebärde machen.
- Nach verschiedenen Lautstärken Übungen machen, z. B. aufstehen, ein Bein hochheben, Arme schwingen usw.
- Einer setzt sich in die Mitte und schließt die Augen. Ein anderer aus dem Kreis schleicht sich an. Der in der Mitte soll die Richtung erkennen, aus der der Schleichende kommt und sofort nennen. Bei richtigem Raten wechseln.
- Einer setzt sich in die Mitte und schließt die Augen. Ein anderer aus dem Kreis ruft den Namen des Sitzenden, der muß die rufende Person erraten.
- Lied: „Ein Schifflein sah ich fahren, Kapitän und Leutenant . . .“ Rollenverteilung. Alle singen, und beim Nennen seines Namens steht der Betreffende auf und grüßt.

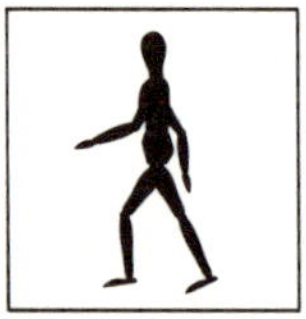 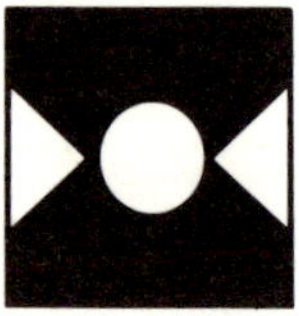

Im Gehen

- Alle gehen nach dem Takt des Tamburins. Dieser wird nach einiger Zeit gewechselt.
- Alle gehen nach der Lautstärke des Tamburins, z. B. heißt leise schleichen, laut stampfen oder große Schritte usw.
- Das Tamburin schlägt einen gleichmäßigen Rhythmus, dazwischen 2 schnelle laute Schläge heißt „halt“, 3 rückwärts oder seitwärts gehen, 4 heißt hinsetzen.
  Dieses als Ausscheidungsspiel erfordert stärkere Konzentration.

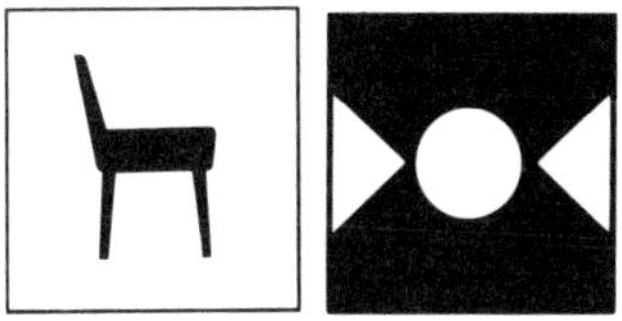

3. Rhythmische Übungen
   mit dem Ball

(4/4-Takt auf Kommando, später Musik)

a) Ein Takt = 2mal hochwerfen und fangen, erst alle, dann Einteilung in zwei Gruppen. Gruppe 1 wirft, Gruppe 2 ruht. Zweiter Takt = Gruppe 1 ruht, Gruppe 2 wirft usw.
b) Ein Takt = 4mal auf den Boden prellen, erst alle, dann: 1. Takt: Gruppe 1 prellt, Gruppe 2 ruht, dann Wechsel.
- a) und b) im Wechsel, erst alle, dann 1. Takt = Gruppe 1 werfen, Gruppe 2 prellen, 2. Takt = umgekehrt usw.

c) Ein Takt = 2mal den Ball in die rechte Hand, 2mal in die linke Hand geben.
d) Ein Takt = Ruhe.
- c) und d) werden genauso wie a) und b) aufgebaut.

e) Takt a–d werden jetzt als eine Einheit von allen Teilnehmern 2–5mal durchgespielt.
f) Die Teilnehmer erst in 2, dann in 4 Gruppen einteilen, und genauso wie man einen Kanon singt, werden die Übungen im Kanon von jeder Gruppe 2mal auslaufend durchgespielt. (Dazu siehe „Doppelklöppel“).

F) Übungen im warmen Wasser

Besonders bewährt hat sich die Warmwasser-Gymnastik. Es können *Nichtschwimmer* wie Schwimmer daran teilnehmen. Für manchen älteren Menschen werden die Übungen unter Wasser möglich, die er bei der normalen Gymnastik nicht mehr leistet. Die Wassertemperatur muß mindestens 28° C betragen — etwa Brusthöhe — Dauer 20 Minuten.

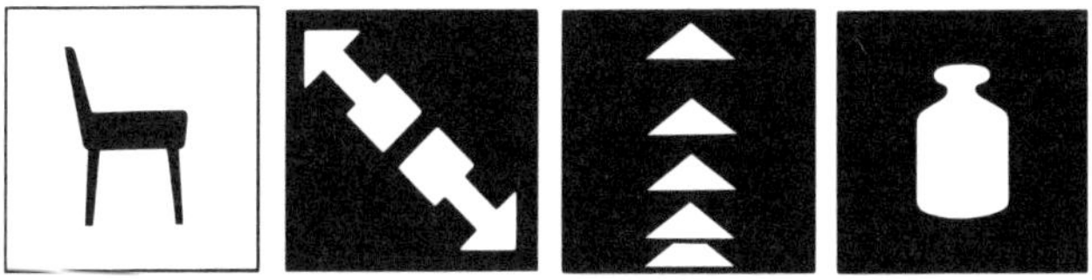

1. **Hand**
Unter Wasser

- Finger in den beiden äußeren Gelenken krallen und auseinanderstrecken im Wechsel.
- Hände zur Faust ballen und Finger strecken im Wechsel.
- Gestreckte Hände bewußt im Handgelenk nach oben und unten kippen, dann nach rechts und links drehen.
- Im Handgelenk kreisen, evtl. oberhalb des Handgelenks den Arm festhalten.
- Handgelenke lockern durch schlagende Bewegungen.

2. **Fuß**
Unter Wasser

- Jeden Fuß einzeln strecken und wieder Zehen zum Körper heranholen, dabei Ferse wegstrecken.
- Füße nebeneinander, Fersen etwas anheben und weit nach außen setzen, Füße wieder schließen.
- Dasselbe, aber Fersen zusammenhalten und Spitzen weit nach außen drehen.
- Einen Fuß abheben und im Fußgelenk kreisen (Betonung nach außen und zurück), evtl. Knie mit beiden Händen festhalten.
- Zehen krallen und auseinanderstrecken im Wechsel.

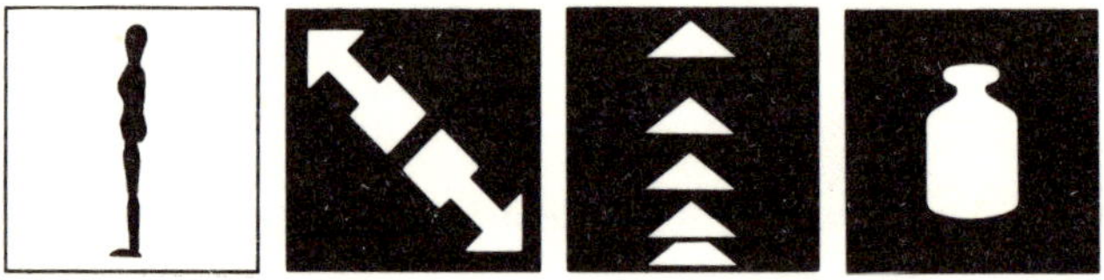

Gesicht zum Beckenrand, beide Hände fassen die Stange.

- Auf die Zehen heben und Fersen wieder senken (langsam, bewußt Füße durchstrecken).
- Dasselbe aber schneller, locker auf und ab.
- Dasselbe, immer schneller werden, Füße lösen sich vom Boden zum Sprung; später frei im Wasser springen.

3. **Knie**
Gesicht zum Beckenrand, beide Hände fassen die Stange

- Ein Knie gebeugt hochziehen, zurücksetzen.
- Ein Knie gebeugt hochziehen, nur Knie zur Seite (außen) drehen. Bein seitwärts ausstrecken und wieder ranstellen.

- Fersen im Wechsel versuchen, gegen das Gesäß zu schlagen.
- Beide Knie gebeugt hochziehen, dabei mit den Zehen an der Beckenwand abstützen und wieder auf den Boden stellen.
- Dasselbe, aber die ganzen Fußsohlen an der Beckenwand abstützen, jetzt im Wechsel Knie durchdrücken und beugen.
- Dasselbe, aber die Knie bleiben durchgedrückt, das Gesäß wird federnd auf und ab bewegt. Nach einiger Zeit Fußstand korrigieren, also näher zu den Händen hin.

  Rücken zum Beckenrand, mit ausgebreiteten Armen festhalten.
- Beide Knie beugen und Beine strecken im Wechsel.

4. **Arme**

   Gesicht zum Beckenrand, Arme gestreckt, Stange fassen

- Die Füße stehen fest am Boden. Jetzt Arme beugen und strecken im Wechsel, dabei bleibt der ganze Körper gestreckt.
- Seitenstellung, linke Hand faßt die Stange. Den rechten gestreckten Arm seitwärts aufs Wasser legen und wieder zurück an den Körper.

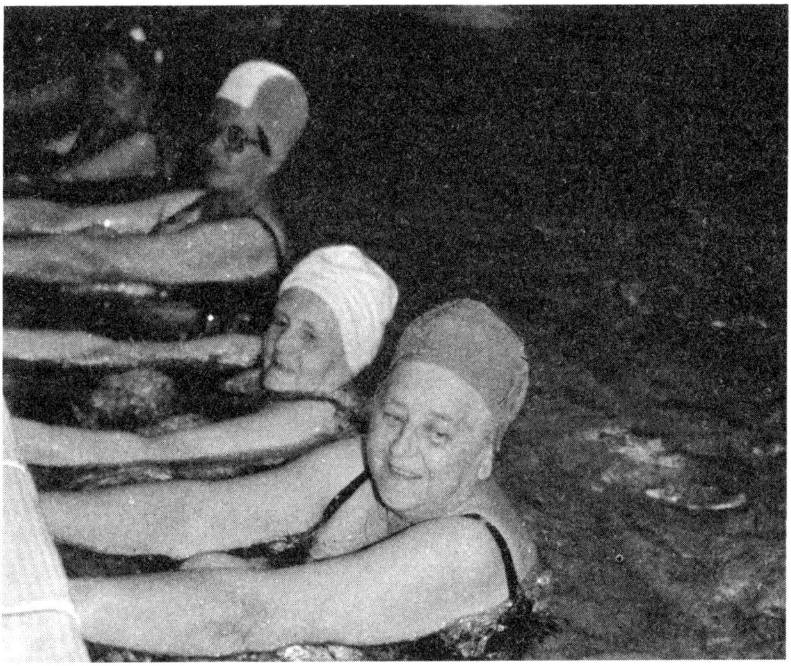

- Rechten Arm nach vorne gestreckt hochheben bis an die Wasseroberfläche (Handrücken zeigt immer nach oben), wieder zurück über die Tiefe nach hinten. Allmählich wird die Bewegung größer bis zum Armkreisen. Der Schwung wird noch größer, die Knie federn mit und die Augen sind ständig auf die Hand gerichtet. Dann die andere Seite.
- Fester Stand in leichter Grätsche. Beide Arme parallel vorm Körper her zum Schwingen bringen nach links und rechts bis an die Wasseroberfläche. Allmählich zum Armkreisen übergehen.
- Fester Stand, leichte Schrittstellung. Einen Arm nach vorne gestreckt aufs Wasser legen, den anderen nach hinten (Körper dabei etwas drehen). Jetzt über die Tiefe den hinteren Arm nach vorne, den vorderen nach hinten führen bis zur Wasseroberfläche, dabei in den Knien federn und in der Taille drehen; die Bewegung wird größer bis zum Armkreisen.

5. **Hüfte und Wirbelsäule**
Gesicht zum Beckenrand, beide Hände fassen die Stange

- Beine gegrätscht, Gewichtsverlagerung im Wechsel aufs rechte und linke Bein, dabei die Hüfte rausdrücken. Schultern bleiben horizontal.
- Dasselbe mit Beugen des Knies auf der belasteten Seite.
- Kleine Grätsche, Schultern bleiben horizontal. Kreisende Bewegungen des Beckens rechts herum, dann links herum (Bauchtanz).
- Dasselbe, aber allmählich werden die Kreise immer größer, bis der ganze Körper ins Schwingen kommt.
  Linke Hand faßt die Stange.
- Rechte Ferse ans Gesäß, rechte Hand faßt den Fuß und zieht ihn kräftig weg. Gegenbewegung:
- Gleiche Haltung, der Rücken wird zum Katzenbuckel, das Knie gebeugt hochgezogen. Diese und vorige Übung im Wechsel, aber jeweils in der Dehnung verharren. Dann linke Seite.
- Seitstellung. Leichte Grätsche, wobei der linke Fuß am Beckenrand steht. Linke Hand an die Stange. Die linke Körperseite dehnen, dazu das rechte Knie beugen, den rechten Arm in die Horizontale und kräftig nach außen ziehen; Zurücknehmen, Seite wechseln.
- Gleiche Stellung, Becken nach außen drücken, dabei den rechten Arm seitwärts über den Kopf zum Beckenrand führen. In der Stellung verweilen, zurücknehmen. Seite wechseln.

- Rücken zum Beckenrand, Arme seitlich ausstrecken, Stange halten. Nach jeder Übung Arme lösen! Schultergürtel kräftig unter Wasser ausschütteln.
- Beide Knie geschlossen hochziehen und beugen (Paketchen), zusammen auf die linke Seite drehen, dann rüber auf die rechte.
- Beide gestreckte Beine geschlossen auf die linke Seite führen, dort Knie beugen (Paketchen), rüber auf die rechte Seite, Beine ausstrecken und eben unter der Wasseroberfläche auf die linke Seite ziehen, dort Paketchen usw. Dasselbe in entgegengesetzter Richtung.
- Beide gestreckte Beine geschlossen auf die linke Seite führen, dann unter der Wasseroberfläche nach rechts ziehen, wieder nach links, usw.
- Aufs Wasser legen und Fahrrad fahren, auch von der einen zur anderen Seite.
- Gesicht zum Beckenrand, Stange fassen, Arme ausstrecken. Aufs Wasser legen, mit den gestreckten Beinen und Füßen im Wechsel rechts und links auf und ab schlagen.
- Im Wechsel gestreckt aufs Wasser legen, dann Knie anhocken, Fußsohlen gegen die Beckenwand stützen, abstoßen und wieder gestreckt aufs Wasser legen.

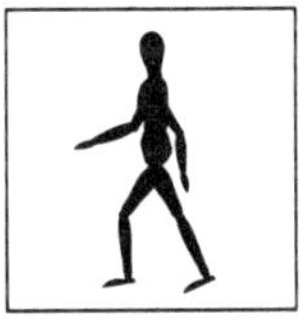
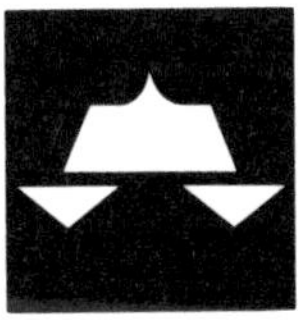

6. **Gehen**

- Kneippgang, Wasserhöhe bis zur Wade (in Reihen durchgefaßt, oder jeder einzeln eine Hand an der Stange). Bei jedem Schritt den Fuß so hochziehen, daß er das Wasser verläßt und nun mit der ganzen Sohle auf die Wasseroberfläche tritt.
- Storchengang (in Reihen durchgefaßt, oder jeder einzeln eine Hand an der Stange). — Bei jedem Schritt das Knie hochziehen, dann Bein und Fuß nach vorne durchstrecken und zur Erde führen.

- Tausenfüßler (in Reihen hintereinander, Hände dem Vordermann auf die Hüfte legen). Normale Gehschritte. Die ganze Reihe muß mit dem gleichen Fuß beginnen und genau im Takt gehen, evtl. gibt der erste lautes Kommando.

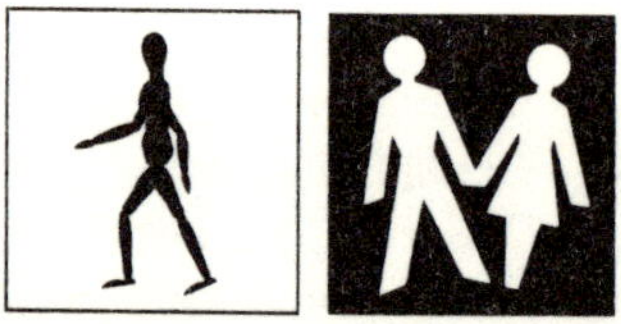

7. **Spiele im Wasser** (siehe „Spiele“)

G) Spiele

Spiele für den Seniorensport

Die auf den folgenden Seiten abgebildeten Reproduktionen von Karteikarten sind zum Teil aus der Kartei „Seniorenspiele“ von B. Becker entnommen und auf ca. 80% verkleinert wiedergegeben.
Dr. Dr. E. Brügmann hat für diese Schrift weitere Spiele hinzugefügt.
Zur Einführung in die Handhabung dienen folgende Erläuterungen.

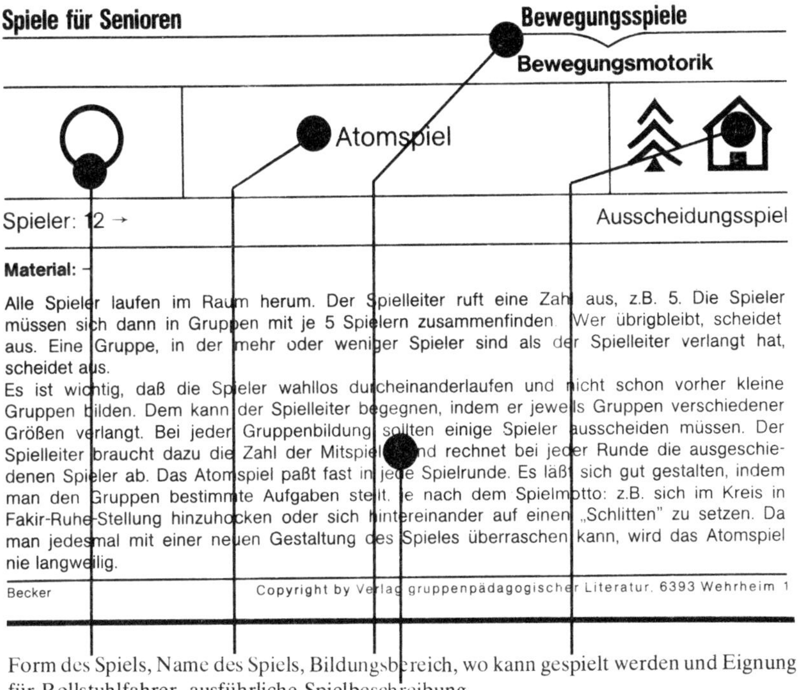
Spiele für Senioren — **Bewegungsspiele** / **Bewegungsmotorik**

Atomspiel

Spieler: 12 → — Ausscheidungsspiel

Material: –

Alle Spieler laufen im Raum herum. Der Spielleiter ruft eine Zahl aus, z.B. 5. Die Spieler müssen sich dann in Gruppen mit je 5 Spielern zusammenfinden. Wer übrigbleibt, scheidet aus. Eine Gruppe, in der mehr oder weniger Spieler sind als der Spielleiter verlangt hat, scheidet aus.
Es ist wichtig, daß die Spieler wahllos durcheinanderlaufen und nicht schon vorher kleine Gruppen bilden. Dem kann der Spielleiter begegnen, indem er jeweils Gruppen verschiedener Größen verlangt. Bei jeder Gruppenbildung sollten einige Spieler ausscheiden müssen. Der Spielleiter braucht dazu die Zahl der Mitspieler und rechnet bei jeder Runde die ausgeschiedenen Spieler ab. Das Atomspiel paßt fast in jede Spielrunde. Es läßt sich gut gestalten, indem man den Gruppen bestimmte Aufgaben stellt, je nach dem Spielmotto: z.B. sich im Kreis in Fakir-Ruhe-Stellung hinzuhocken oder sich hintereinander auf einen „Schlitten“ zu setzen. Da man jedesmal mit einer neuen Gestaltung des Spieles überraschen kann, wird das Atomspiel nie langweilig.

Becker — Copyright by Verlag gruppenpädagogischer Literatur, 6393 Wehrheim 1

Form des Spiels, Name des Spiels, Bildungsbereich, wo kann gespielt werden und Eignung für Rollstuhlfahrer, ausführliche Spielbeschreibung

Die Bedeutung der einzelnen Symbole:

- das Spiel ist im Raum zu spielen
- draußen zu spielen
- auch für Rollstuhlfahrer
- jeder spielt für sich
- Gruppenaktion, kein Wettkampf
- Kreisspiel
- Kreisspiel im Sitzen
- [ ] zwei Gruppen gegeneinander
- Wettkampf/Staffel
- Einzelne stehen vor den anderen Spielern

Spiele für Senioren **Bewegungsspiele**

Bewegungsmotorik

Atomspiel

Spieler: 12 → Ausscheidungsspiel

Material: –

Alle Spieler laufen im Raum herum. Der Spielleiter ruft eine Zahl aus, z.B. 5. Die Spieler müssen sich dann in Gruppen mit je 5 Spielern zusammenfinden. Wer übrigbleibt, scheidet aus. Eine Gruppe, in der mehr oder weniger Spieler sind als der Spielleiter verlangt hat, scheidet aus.
Es ist wichtig, daß die Spieler wahllos durcheinanderlaufen und nicht schon vorher kleine Gruppen bilden. Dem kann der Spielleiter begegnen, indem er jeweils Gruppen verschiedener Größen verlangt. Bei jeder Gruppenbildung sollten einige Spieler ausscheiden müssen. Der Spielleiter braucht dazu die Zahl der Mitspieler und rechnet bei jeder Runde die ausgeschiedenen Spieler ab. Das Atomspiel paßt fast in jede Spielrunde. Es läßt sich gut gestalten, indem man den Gruppen bestimmte Aufgaben stellt, je nach dem Spielmotto: z.B. sich im Kreis in Fakir-Ruhe-Stellung hinzuhocken oder sich hintereinander auf einen „Schlitten" zu setzen. Da man jedesmal mit einer neuen Gestaltung des Spieles überraschen kann, wird das Atomspiel nie langweilig.

Becker

Spiele für Senioren **Bewegungsspiele**

Bewegungsmotorik

Bahnengolf (Minigolf)

Spieler: Beliebige Anzahl spannend

Material: Schläger, Spezialbälle; **Variante:** Bocciakugel oder Ball
Ebenso wie beim Golf soll auch hier weniger vom Wettkampf die Rede sein, als von der Möglichkeit, in frischer Luft ein Spiel auszuüben, das auch Ansprüche an Konzentration und Koordination der Bewegungen stellt. Das macht es hervorragend geeignet für alte Menschen. Der Geübte hat dabei viele Vorteile. Wer beim Fußball schon alter Herr ist, kann beim Minigolf noch glänzen. Bahnengolf ist ein Sport für die ganze Familie, und auch für Altenheime, Clubs u.s.w. geeignet.
Variante:
Auf einem ebenen Gelände (z.B. Strand) kann man sich selber eine Bahn anlegen, indem man nach einer bestimmten Numerierung Löcher gräbt. Die Kugel wirft man flach oder stößt sie mit dem Fuß. In einem großen Raum kann man die Bahn durch Kreidestriche markieren und Hindernisse mit den verschiedensten Gegenständen bauen, z. B. Ringtennis, flache Schachtel, Gymnastikreifen. Ein kleiner Medizinball kann mit den Händen oder einem Fuß gerollt werden. Spielerwechsel nach jedem Stoß.
Punktwertung: Jeder Stoß zahlt einen Minuspunkt. Das Überwinden eines Hindernisses erlaubt einen Freistoß.

Brügmann/Becker

Bewegungsmotorik

Ball-Karussell

Spieler: 12 – 40 | lebhaft

Material: 2 oder mehr verschiedenfarbige Bälle

Spielregel:
Die Spieler stehen oder sitzen im Kreis und zählen sich je nach Anzahl der Bälle und der Spieler zu zweit, dritt oder mehr ab (je mehr Bälle, desto schwieriger).
Jede Zahl hat ihre Ballfarbe. So wird z.B. der rote Ball von Nr. 1 zu Nr. 1 geworfen, der blaue von Nr. 2 zu Nr. 2 usw. Es wird nur im Uhrzeigersinn gespielt und es darf kein Spieler der betreffenden Nummer überschlagen werden. Fällt der Ball, so muß der Werfer ihn aufheben.
Die Startspieler können entweder im Kreis verteilt stehen, oder aber nebeneinander, was zur Verwirrung beiträgt. Sie zählen jeweils laut, wenn der Ball wieder bei ihnen durchgeht.
Je nach Anzahl der Spieler wird eine bestimmte Anzahl von Durchgängen vereinbart.
Gewonnen hat die Gruppe, die zuerst gemeldet hat.

Becker

Bewegungsmotorik

Ball über die Schnur

Spieler: 4–20 | lebhaft

Material: 1 Leine, 1 Gymnastikball

Es ist ein ganz einfaches Spiel und hat Anleihen bei Volley- und Faustball gemacht. Feste Regeln bestehen nicht, aber wenn man die Fehlerpunkte zählt, gibt es Gewinner und Verlierer. Überall kann man es aufbauen und eine Schnur zwischen 2 Bäumen oder Sträuchern befestigen. Beide Parteien mit beliebiger aber möglichst gleicher Anzahl von Spielern, versuchen den Ball, wie wir ihn gerade zur Hand haben, über die Schnur zu bringen. Alle Körperteile, außer den Füßen, dürfen dazu benutzt werden (Hand, Arm, Kopf, Oberschenkel u.s.w.). Im eigenen Feld darf der Ball dreimal zugespielt werden. Ob der Ball einmal im Feld des Gegners den Boden berühren darf, muß vor Spielbeginn vereinbart werden. Gewonnen hat die Partei, die eine festgelegte Fehlerzahl beim Gegner erreicht hat.
Variante: Ball unter die Schnur
Die Schnur wird nur in etwa 60 cm Höhe angebracht. Ziel ist, den Ball durch Rollen über die Hintergrenze des Gegnerfeldes zu bekommen.

Brügmann

Spiele für Senioren — **Bewegungsspiele** / **Bewegungsmotorik**

[ ]	Prellball	

Spieler: 4–12 — lebhaft

Material: Spezialball oder gut springender Gymnastikball, eine Leine, 2 Ständer oder andere Befestigungspunkte.

Eine Leine wird ca. 40 cm über den Boden gespannt. Die Spielerzahl kann variiert werden, etwa nach Feldgröße bis zu sechs auf jeder Seite. Der Ball wird auf die eigene Spielfläche geprellt, muß aber nach höchstens drei Berührungen über die Mittellinie springen. Diese darf weder vom Ball noch vom Spieler getroffen werden. Jeder Spieler soll auf einer Seite den Ball nur einmal berühren, bis er ins Gegnerfeld geprellt worden ist. Die Fehler zählen als Punkte. Spieldauer nach vereinbarter Zeit (2 mal 10 Minuten) oder bis 21 Punkte.

Aus eigener Erfahrung im Spiel mit 70 – 80Jährigen kann seine Eignung bestätigt werden. Für höhere Lebensalter ist das Prellballspiel auch im Sitzen möglich. Wäre es nicht schon bekannt, sollte man es erfinden. Alle guten Voraussetzungen sind gegeben: Preiswürdigkeit, einfache Regeln, keine allzu große Beanspruchung des Körpers. Es kann immer gespielt werden, im Sommer im Freien, im Winter in der Halle, und Verletzungsgefahr ist kaum vorhanden.

Brügmann

Spiele für Senioren — **Bewegungsspiele** / **Bewegungsmotorik**

[ ]	Volleyball-Tennis	

Spieler: 4–12 — lebhaft

Material: 1 Plastikball, Leine
Variante: Wasserball

Spielfeldgröße etwa 4 x 10 m, getrennt durch die Leine in 2 m Höhe. Die Parteien stehen sich in den Spielfeldern gegenüber. Der Ball wird aus der rechten hinteren Ecke über die Schnur zum Gegner geschlagen. Dort muß er aufspringen, ehe er angenommen wird, und darf dann höchstens dreimal im eigenen Feld zugespielt werden. Fehlerpunkte: wenn der Ball ins Aus geht oder nicht rechtzeitig ins Gegnerfeld gelangt.
Spielfeldwechsel bei 15 Punkten.

Variante: Zeitlupenball
Wird genauso gespielt wie das vorgeschriebene Spiel. Besonders geeignet, im **Sitzen** zu spielen, weil der große Wasserball langsamere Reaktionen verlangt. Außerdem besteht geringere Verletzungsgefahr.

Becker

Spiele für Senioren | **Bewegungsspiele**

Sinne/Gedächtnis/Reaktion

Zugbrücke

Spieler: 20 → | lebhaft

Material: 4 Stühle weniger als Spieler, 2 Bälle

Eine Staffel, bei der auch **Gehbehinderte** mitspielen können. Jede Staffel stellt ihre Stühle so auf, daß sie einander auf Lücke gegenüberstehen mit etwa 40 - 50 cm Abstand. Die Spieler setzen sich nun Gesicht zu Gesicht. An beiden Enden der Staffel steht je ein gut beweglicher Spieler, einer hat den Ball. Auf Kommando heben alle Spieler die Beine gestreckt hoch, der Kanal ist frei und der Ball kann durchgerollt werden, am Ende fängt der stehende Spieler ihn auf. Darauf schließt sich die Brücke wieder und der Ball wandert nun von Hand zu Hand zurück ans andere Ufer. Auf ein neues Kommando gehen die Beine wieder hoch.
Man einigt sich vorher darauf, wievielmal die Zugbrücke geöffnet werden soll. Die Partei ist Sieger, die es in der kürzesten Zeit schafft.

Becker

Spiele für Senioren | **Geschicklichkeitsspiele**

Selbstentfaltung

Balltransport

Spieler: 8 → | lebhaft

Material: pro Partei 2 Suppenteller, 1 Löffel, 3 Pingpongbälle, 2 Stühle
Variante: 2 Tassen, 2 Pingpongbälle

In einiger Entfernung werden vor jeder Partei 2 Stühle im Abstand von 2 - 3 m aufgestellt, auf jedem steht ein Suppenteller, einer mit 3 Bällen und einem Löffel. Aufgabe ist es, daß der erste Spieler mit dem Löffel (ohne Zuhilfenahme der 2. Hand) die Bälle in den leeren Teller transportiert. Den Löffel gibt er dann dem nächsten weiter, der sie nun wieder zurück bringt usf. Als Staffel oder Punktwertung nach jedem Partnerpaar.
Variante: Die Parteien werden durchnumeriert. Jeder merkt sich seine Nummer. In der Mitte steht pro Partei eine Tasse, dazu ein Pingpongball. Der Spielleiter ruft eine Nummer auf. Der betreffende Spieler jeder Partei nimmt die Tasse und den Ball, den er nun auf der Erde aufspringen lassen und mit der Tasse wieder fangen soll. Ein schwieriges Unterfangen, das Gefühl und Geschick erfordert, außerdem das Gelächter der anderen herausfordert. Ein Punkt für die Partei, die den Ball zuerst in der Tasse hinstellen kann.

Becker

Spiele für Senioren — **Geschicklichkeitsspiele**

Bewegungsmotorik

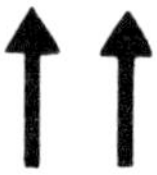

Dachdecker

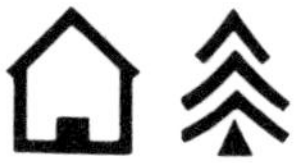

Spieler: 8 → ruhig

Material: 3 Bücher, 1 Tennisball, gezogene Linie auf dem Boden

Spielregel:
Die Spieler müssen ihre Aufgabe einzeln erfüllen.
Die Dachdecker gehen der Reihe nach über den Dachfirst (Fuß vor Fuß auf der gezeichneten Linie).
Dabei tragen sie Ziegel (Buch oder Ringtennis) auf dem Kopf. In der Dachmitte fällt ihnen ein, daß sie ihren Hammer vergessen haben. Er wird ihnen vom Spielleiter zugeworfen (Ball). Wer ohne Unfall das Dachende erreicht, erwirbt 3 Punkte für seine Gruppe.
Kann je nach Spielmotto abgewandelt werden (Träger einer Safari o.ä.)

Becker

Spiele für Senioren — **Bewegungsspiele**

Bewegungsmotorik

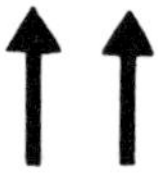

Dreiballstaffel

Spieler: 10 → lebhaft

Material: pro Staffel 3 kl. Bälle, Kreide oder Behälter

Gleich große Staffeln stehen nebeneinander. In den Sand vor jeder Gruppe wird ein Kreis gemalt, in dem 3 Bälle liegen. In je 1 ½ bis 5 m Entfernung werden weitere 3 Kreise gezogen. Der erste Spieler jeder Gruppe nimmt einen Ball und trägt ihn in einen der drei Kreise, geht zurück, holt den nächsten für einen anderen Kreis und so fort. Hat er seine Aufgabe erfüllt, gibt er dem nächsten Spieler einen Schlag auf die Hand, der für ihn das Startzeichen bedeutet. Er muß die Bälle zusammentragen, aber jeden einzeln. Der nächste trägt wieder aus usw. Sieger ist die Gruppe, bei der zuerst alle Spieler wieder auf ihren alten Plätzen stehen.

Spielt man im Raum, werden die Kreise mit Kreide auf den Boden gemalt oder man stellt Behälter auf.

Brügmann

Spiele für Senioren — **Bewegungsspiele**

Bewegungsmotorik

Keulentreff

Spieler: 2 → lebhaft

Material: 1 Gymnastikball pro Spieler, 1 Keule pro Partnerpaar

Im Abstand von 6 - 10 m werden 2 Linien gezogen, jeweils 2 Spieler stehen oder sitzen sich gegenüber und haben vor sich eine Keule stehen, die vom Gegenüber umgeworfen werden soll. Sieger ist, wer nach vereinbarter Zeit die meisten Treffer erzielt hat.

Variante: zum Gruppenspiel abändern.

Spiele für Senioren — **Geschicklichkeitsspiele**

Bewegungsmotorik

Sitzstaffeln

Spieler: 12 → spannend

Material: Seil oder Bindfaden, auch Ball

Für ältere Menschen sind Staffeln oft nur im Sitzen möglich. Man sollte aber nicht auf sie verzichten. 2 oder mehrere Staffeln sitzen auf Stühlen hintereinander; es sollte immer ein Probespiel gemacht werden.

1. Ein Seil oder Bindfaden von etwa 1 m Länge wandert von vorn nach hinten. Jeder Spieler knüpft einen Knoten hinein, beim Zurückgeben nach vorne hat jeder einen zu lösen.
2. Das Seil wird vierfach zusammengelegt und in der Mitte ein Knoten gemacht. Es muß immer mit beiden Händen gefaßt werden.

a) Das Seil wandert über die Köpfe nach hinten und wieder nach vorne,
b) unter den Stuhlsitzen durch,
c) auf der rechten Seite der Spieler und links zurück.
d) Der erste Spieler gibt es rechts, der zweite links vom Körper weiter und so fort im Wechsel.

3. Die Staffeln sind z. T. auch mit einem Ball zu spielen.
4. Balltransport auf Trickstaffeln, Nr. IV - 23
5. Alle diese Staffeln lassen sich ebenso im Stehen durchführen

Spiele für Senioren — **Geschicklichkeitsspiele**

Bewegungsmotorik

Staffel mit Schwierigkeitsgraden

Spieler: 12 → lebhaft

Material: je Staffel 1 Zeitung, 1 kl. Ball, 1 Spazierstock

Dieses Staffelspiel steigert sich in den Schwierigkeitsgraden.

1. Die 1. Spieler jeder Staffel klemmen sich einen kl. Ball zwischen die Knie, gehen nun um ein Mal herum und übergeben den Ball dem nächsten.
2. Zum Ball kommt eine Zeitung, die auf dem Kopf getragen wird.
3. Zu Ball und Zeitung wird mit der rechten Hand ein Spazierstock benutzt und möglichst in der Luft herumgedreht.
4. Will man noch weiter steigern, wird die linke Hand auf den Rücken gelegt.

Spiele für Senioren — **Bewegungsspiele**

Bewegungsmotorik

Treffball

Spieler: 10 → lebhaft

Material: 1 Wasserball, pro Spieler 1 kleiner Ball

Es werden in einiger Entfernung 2 Linien gezogen, hinter jeder stellt sich eine Partei auf. In der Mitte des Spielfeldes liegt der Wasserball. Auf einen Zuruf des Spielleiters hin beginnen die Parteien durch Bewerfen mit den kleinen Bällen, den Wasserball über die gegnerische Linie zu rollen. Sind alle Bälle verfeuert, wird ein Moment Pause eingelegt, bis sich jeder Spieler wieder einen Ball geholt hat. Auf Zuruf geht es dann weiter mit dem Gefecht.

Spiele für Senioren | **Bewegungsspiele**

Bewegungsmotorik

[ ]	Boccia	

Spieler: 2–8, Variante: Boccia kann auch jeder für sich spielen. ruhig

Material: 8 Boccia-Kugeln, 1 Setzkugel

Beim **Boccia** spielen zwei Parteien gegeneinander. Die Spielfläche sollte möglichst eben sein. Vorschriftsmäßige Bahnen findet man in Deutschland eigentlich nur in Kurorten. Boccia kann man aber auch im Garten auf einer abgemähten Wiese oder ebenem Waldweg abrollen lassen. Es ist ein Bewegungsspiel, das sich für alle Altersstufen eignet. Im Ausland sieht man immer wieder alte Leute mit großer Fertigkeit spielen und sie stehen dabei jungen Menschen nicht nach. Die wichtigsten Spielregeln sind: Der erste Spieler wirft die Zielkugel und wirft auch die erste Kugel für seine Partei. Dann versucht der Gegenspieler seine Kugel an die Zielkugel näher heranzulegen. Liegt seine Kugel näher als die nächstliegende der Gegenpartei, so gewinnt er einen Punkt. Das Spielrecht geht dann an die Gegenpartei über. Bei Mißlingen muß er jeweils die nächste seiner Kugeln rollen, bis er keine mehr besitzt. Es wird Geschicklichkeit, Konzentration und Koordination geübt. Es ist ein entspannender Zeitvertreib, der zum Aufenthalt in frischer Luft führt.

Brügmann

Spiele für Senioren | **Geschicklichkeitsspiele**

Bewegungsmotorik

[ ]	Cowboy-Spiel	

Spieler: 8 → lebhaft

Material: Reifen oder Seilschlinge

Spielregel:
Zwei Parteien stehen sich in einem Abstand von etwa fünf Metern gegenüber. Auf den Boden wird ein Viereck gezeichnet, das von dem Reifen umfaßt werden kann. Dorthinein werden 5 Pferde gezeichnet: 1 an jeder Ecke und 1 in der Mitte (es können je nach Spielmotto auch Flugzeuge, Vögel oder einfach nur Punkte sein). Abwechselnd wirft ein Spieler jeder Partei den Reifen so, daß er möglichst viele Pferde fängt. Die Anzahl der vom Reifen vollständig umfaßten Pferde wird der Partei gutgeschrieben.

Variante:
Es kann auch mit einem echten Lasso oder mit einer Seilschlinge geworfen werden. Anstelle der gezeichneten Gegenstände können auch Flaschen oder ähnliches hingestellt werden.

Becker

Bewegungsspiele

Selbstentfaltung

1, 2, 3, das letzte Paar vorbei . . .

Spieler: 11 → ungerade Zahl

spannend

Material: –

Die Spieler stellen sich paarweise hintereinander auf, vorn an die Spitze der „Einzelgänger". Dieser klatscht dreimal in die Hände und ruft: „1, 2, 3, das letzte Paar vorbei!" Das letzte Paar trennt sich, läuft, geht oder schleicht (man kann auch verschiedene Gangarten ausmachen) rechts und links an der Schlange nach vorne, mit dem Ziel, sich dort wieder zu vereinen. Der Rufer möchte nicht Einzelgänger bleiben und versucht, einen der Partner zu erwischen – er darf sich dabei nicht umsehen. Mit dem Gefangenen bildet er das vorderste Glied der Schlange, der neue Einzelgänger beginnt nun zu rufen, wieder kommt das letzte Paar nach vorne, und er tut dies so lange, bis es ihm geglückt ist, sich einen Partner zu erhaschen.

Spiele für Senioren

Geschicklichkeitsspiele

Bewegungsmotorik

Gehstaffeln

Spieler: 12 →

lustig

Material: s.u.

Spielregel:
Die Spieler stehen in Staffelreihen nebeneinander. Nach dem Start gehen die ersten Spieler jeder Gruppe los, um ein Mal herum (oder gegen eine Wand) und zu ihrer Gruppe zurück. Der nächste Spieler darf erst dann starten, wenn er vom vorhergehenden Läufer abgeschlagen worden ist. Damit es etwas schwerer ist, werden Aufgaben gestellt.

a) Einen Ball kicken, einen Stein mit dem Fuß schieben.
b) Ein gefülltes Wasserglas tragen, ohne Wasser zu verschütten (sonst nachfüllen!).
c) Eine Kerze tragen, ohne daß diese ausgeht.
d) Fakirgang: Gelaufen wird so, daß abwechselnd das eine Bein hinter dem anderen herum möglichst weit nach vorn geschoben wird. Anfänger machen meist den Fehler, daß sie ein Bein vor dem anderen kreuzen und dabei natürlich nicht vorwärts kommen. Wenn der Fakirgang den Spielern neu ist, sollten ihn alle Spieler vor dem eigentlichen Staffellauf üben. – Das Spiel macht wegen der ulkigen Verrenkungen auch Zuschauern viel Spaß (Vorsicht!)

[ ]	Golf	

Spieler: Beliebige Anzahl ruhig

Material: Schläger, Spezialbälle, Wagen

Golf gehört zu den Sportarten die in Deutschland, im Gegensatz zum Ausland, mit nicht geringem Kostenaufwand verbunden sind, einmal in der Ausrüstung, zum anderen in der Höhe der Vereinsbeiträge. Nach wissenschaftlicher Berechnung besteht diese Sportart aus 40% Stehen, 40% Gehen und 20% Schlagen.
Menschen, die außer Golf keinerlei sportliche Übungen betreiben, finden wenigstens hier für längere Zeit Bewegung in frischer Luft, es ist ein Spaziergang in schöner Umgebung, verbunden mit körperlicher Ertüchtigung. Die Betätigung auf dem Golfplatz wird gesteigert durch das Ziehen der Wagen mit den Schlägern. Positiv zu werten ist, daß Konzentration beim Spielen notwendig ist. Golfspielen ist eine wunderbare Übung für Senioren und führt zur Entspannung vom Alltag. Golfspieler können bei einer Runde oft mehrere Stunden unterwegs sein und bringen dabei viele Kilometer hinter sich. Golf kann bei jedem Wetter gespielt werden, „es gibt kein schlechtes Wetter, nur schlechte, d.h. unzweckmäßige Kleidung".

Brügmann

Spiele für Senioren **Bewegungsspiele**

Bewegungsmotorik

[ ]	Hockey im Sitzen	

Spieler: 2–12 lebhaft

Material: pro Spieler ein Plastik-Hockeyschläger oder Stab; je nach Spielart für 2 Spieler kleiner Ball oder Tennisring

Als Vorübung zum Hockeyspiel setzen oder stellen sich je 2 Spieler in einiger Entfernung gegenüber und schlagen oder schieben sich Ball oder Ring zu. (Vorsicht, genügend Abstände!) Wenn das Gegenüberspiel sicher wird, geht man zum Hockey über. Hierzu werden zwei Parteien gebildet, die sich gut im Raum verteilt gegenübersitzen. Ein Ball oder ein Ring wird nun her- oder hinüber gespielt. Für die Punktwertung stellt man eigene Regeln nach der Leistungsfähigkeit der Gruppe auf.

Becker

Spiele für Senioren **Bewegungsspiele**

Bewegungsmotorik

[ ]	Kegeln	

Spieler: Beliebige Anzahl lebhaft

Material: Bahn und Kugeln sind meist nur in Gaststätten vorhanden. Einbau, gegebenenfalls in vereinfachter Form empfiehlt sich für unsere Heime

Kegeln gehört zu den Übungen, die bis ins hohe Alter betrieben werden können. Vielleicht darf dabei ärztlicherseits der Rat gegeben werden, schon mit Rücksicht auf die Nichtraucher während des Spiels auf Tabakgenuß zu verzichten. Vor allem unsere alten Damen sind ja fast ausnahmslos Nichtraucherinnen. Die Anzahl der einzelnen Spiele ist riesengroß. Jeder dürfte dabei das Richtige finden. Ideal wäre die Ausübung im Freien, wie es früher, vor allem auf dem Lande, üblich war.

Einfache Variante: siehe Seniorenspiele IV–3

Brügmann/Becker

Spiele für Senioren **Geschicklichkeitsspiele**

Bewegungsmotorik

● [ ]	Krocket	

Spieler: 2 – 8 spannend

Material: 12 Drahttore, 2 Wendepfosten, pro Spieler 1 Holzhammer, 1 Holzkugel

Gespielt wird auf ebener Fläche, wo die Drahttore, die mit leuchtenden Fähnchen markiert oder mit Leuchtfarbe angemalt sein müssen, aufgestellt werden. Im Wechsel schlagen die Spieler ihre Kugel von einem Wendepfosten durch die Tore zum andern und zurück. Gewonnen hat, wer am wenigsten Schläge benötigt. Jeder Durchgang durch ein Tor bedeutet einen Freischlag.

Tor-Aufstellung:

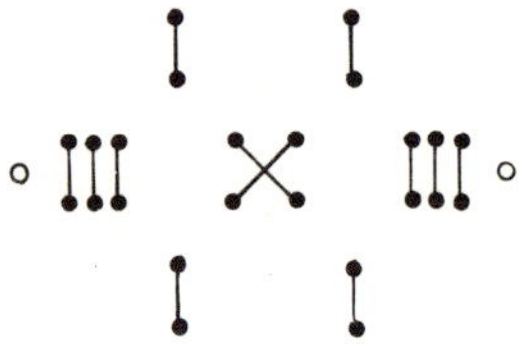

Becker

Spiele für Senioren — **Zusammenspiel der Sinne**

Bewegungsmotorik

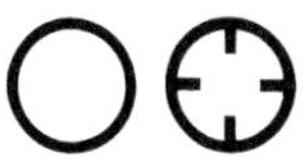	Reise nach . . .	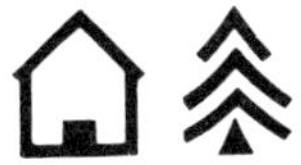

Spieler: 10 → — Ausscheidungsspiel

Material: pro Spieler ein Stuhl und eine Spielkarte; für die Variante: Tonband.

Spielregeln:
Die Stühle werden in einer Reihe aufgestellt, aber so, daß Seitenkante an Seitenkante stößt und die Lehnen im Wechsel nach rechts und links zeigen. Auf jeden Stuhl wird eine Spielkarte verdeckt gelegt, wovon eine der Joker ist. Die Reisenden verteilen sich um die Stuhlreihe und gehen singend auf die Reise. Auf ein Geräusch – Klatschen oder Gong – hin sucht sich jeder ein Quartier (Die Stuhlreihe darf nicht auseinandergerissen werden) und betrachtet seine Spielkarte. Ein Reisender hat Pech gehabt, denn sein Zimmer ist schon vom Joker besetzt und er scheidet damit aus, singt aber umso kräftiger mit. Einen Stuhl entfernen, Karten wieder hinlegen – Joker nicht vergessen – und die Reise geht weiter. Wer in der letzten Herberge ein Bett findet, ist Sieger.

Variante: siehe Rückseite IV–14 Seniorenspiele

Spiele für Senioren — **Bewegungsspiele**

Bewegungsmotorik

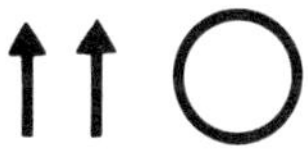	Spiele im Wasser	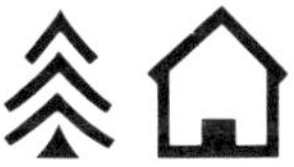

Spieler: 8 → — lebhaft

Material: evtl. 1 Ball

Das Wasser muß bis zur Hüfte oder Brust gehen und sollte keinesfalls unter 24° sein.
Raupe: Staffelaufstellung, jeder Spieler faßt den Vordermann an den Schultern an. Auf Kommando bewegt sich die Raupe vorwärts bis ans gegenüberliegende Mal, kehrt, und das Ganze zurück.

Storchstaffel: Die einzelnen Gruppen teilen sich, die eine Hälfte steht gegenüber am andern Mal. Die ersten einer jeden Gruppe versuchen, durch Storchengang den gegenüberstehenden zu erreichen, der nach Abschlag los geht. Jeder muß einmal drangewesen sein. Die Gruppe, die es zuerst geschafft hat, ist Sieger.
Der Storchengang: Linkes Bein angewinkelt hochheben, Knie bis über die Wasserfläche, rechten Arm von hinten über den Kopf nach vorne zu den Zehlen des jetzt gestreckten Beines. Bein runterziehen. Das gleiche mit linkem Bein und rechtem Arm.

Spiele für Senioren | **Geschicklichkeitsspiele**

Bewegungsmotorik

Stunden-Boccia

Spieler: 2 – 10

lebhaft

Material: 1 Tennisball, 5 m lange Schnur

Spielregel:
Mit Hilfe der 5 m langen Schnur wird ein Kreis von 10 m Durchmesser gezogen. Die Kreislinie wird wie ein Uhrenzifferblatt in 12 Teile geteilt (hierbei kann ja die Schnur zur Teilung in 6 Abschnitte dienen). Etwa in 2 m Abstand von „3 Uhr" wird innerhalb des Kreises ein kleines Loch gegraben, in das der Tennisball hineingeworfen werden kann.
Alle Spieler beginnen bei „1 Uhr". Jeder versucht, seinen Ball in das Loch zu werfen. Gelingt das, so gibt er den Ball dem nächsten Spieler und rückt auf „2 Uhr" vor. Die Spieler kommen immer in der gleichen Reihenfolge zum Wurf, ganz gleich, wo sie stehen. Hat ein Spieler von einem Punkt aus 3 Fehlwürfe gemacht, so wirft er noch einmal von dort aus, wo sein letzter Ball aufgeschlagen ist.
Wer hat zuerst die 12 erreicht und von dort erfolgreich geworfen?
Am Strand wird die Uhr in den Sand gemalt und mit einer Bocciakugel geworfen.

Becker

Spiele für Senioren | **Tanzspiele**

Bewegungsmotorik

Es tönen die Lieder

Spieler: 10 → durch 2 teilbar

lebhaft

Material: Kanon: 1) Es tönen die Lieder, der Frühling kehrt wieder;
2) Es spielt der Hirte auf seiner Schalmei
3) Tralalalalalalala, tralalalalalalala

Tanzaufstellung:
Alle Spieler fassen sich an den Händen und schließen den Kreis. 1. Teil des Kanons: einfache Gehschritte mitsonnen. 2. Teil: mit 5 kleinen Schritten zur Kreismitte und weiteren 5 wieder zurück. 3. Teil: Paarweise an beiden Händen fassen und umeinandergehen. Beim letzten Takt wieder durchfassen zum Kreis. Wiederholung des Ganzen in entgegengesetzter Richtung.
1. Tanzform: Beteiligen sich genügend Tänzer, werden drei gleich große Kreise gebildet. Einstimmig: Alle Kreise tanzen gemeinsam. Kanon mehrstimmig: auslaufend: Jeder Kreis tanzt sein Programm 2 mal durch. Schluß: Einstimmig wie Anfang
2. Tanzform: Es bilden sich 3 verschieden große Kreise, die ineinander stehen. Einstimmig: Alle Kreise tanzen gemeinsam. Kanon mehrstimmig: auslaufend: der innere Kreis beginnt. Schluß: Einstimmig wie Anfang.

Becker

Müllertanz

Spieler: 10 → durch 2 teilbar lebhaft

Material: Lied: Das Wandern ist des Müllers Lust . . .
Die Steine selbst, so schwer sie sind . . .
Das sehn wir auch den Rädern ab . . .

Tanzaufstellung: Paarweise im Kreis, Hände durchgefaßt.
1. Strophe: „Das Wandern ist des Müllers Lust:" – Gehschritte zur Kreismitte und wieder zurück, „das Wandern": paarweise Hände gefaßt und eine Umdrehung,
„daß muß ein schlechter Müller sein, dem niemals fiel das Wandern ein": Durchfassen zum Kreis und in Tanzrichtung vorwärts gehen.
„Das Wandern": Paarweise Hände gefaßt und eine Umdrehung.
„Das Wandern, das Wandern, das Wandern": alle links Stehenden mit 8 Schritten in den Kreis und zurück, dann das gleiche für die rechten Tänzer. Bei den letzten Takten wieder durchfassen zum Kreis.
2. Strophe: genau wie die erste, nur der Mittelteil „Sie tanzen mit den muntern Reihn . . ." paarweise Promenade in Kreisrichtung.
3. Strophe: genau so wie die erste, nur der Mittelteil „die gar nicht gerne stille stehn . . ." Kette, d.h.: Aufstellung im Kreis. Die Partner sind einander zugewandt, reichen sich die rechten Hände und gehen rechtsschultrig aneinander vorbei, reichen dem Entgegenkommenden die linke Hand und gehen linksschultrig vorbei, usw.

Becker

Spiele für Senioren **Tanzspiele**

Bewegungsmotorik

Sitz-Klatsch-Tanz

Spieler: 6 → lebhaft

Material: –
Nach der bekannten Melodie: „Rucki Zucki, rucki zucki, rucki zucki, das ist der neueste Tanz". Dazu denkt man sich allerlei Bewegungen aus. Die bekanntesten sind:
„Rucki": die Hände schüttelnd tief nach unten halten, „Zucki": die Hände schüttelnd weit nach oben, „das ist der neueste Tanz": links vom Körper 2 mal in die Hände klatschen, rechts 2 mal klatschen, und in der Mitte einmal. Dann von vorne.
1. Variante: Kreis bilden, in Paare einteilen. Erster Teil wie vorher. Klatschteil: Man wendet sich jetzt dem Partner zu und Beide schlagen ein- oder zweimal die Handflächen aneinander, drehen sich dann nach rechts oder links dem nächsten zu und klatschen mit ihm die Hände aneinander, den letzten Klatscher macht man alleine.
2. Variante im Stehen: Aufstellung im Kreis paarweise zueinandergewendet. Erster Teil wie vorher. Klatschteil: Die Tänzer des äußeren Kreises wenden sich schräg nach links dem Gegenüber zu und klatschen mit dem in die Hände, dann schräg nach rechts und zum Schluß mit dem eigenen Partner.
Das Ganze bedarf einer kleinen Vorübung und muß sehr flott gespielt werden.

Becker

Sozialverhalten

Tanzende Schlange oder Partypolonaise

Spieler: 12 → lebhaft

Material: Marschmusik
Besonders geeignet für kleine Räume.
Die Spieler bleiben auf ihren Plätzen sitzen. Der erste beginnt mit der Aufforderung eines anderen Spielers, macht kehrt und der andere hängt sich mit beiden Händen auf den Schultern des Vordermannes an. Der nächste wird aufgefordert usw., wobei jedesmal kehrt gemacht wird, so daß jeder mit Auffordern an die Reihe kommt. Wenn alle Teilnehmer aufgefordert sind, beginnt die eigentliche Polonaise.
Ist der Teilnehmerkreis sehr groß, beginnen zu Anfang gleichzeitig zwei oder drei mit der Aufforderung und bilden unabhängig voneinander eine Schlange, die sich zum Schluß zusammenhängt.
Polonaise: 1. Figur: Schlangenlinien durch den Raum
2. Figur: Zur Schnecke
3. Figur: Umstülpen, die ersten beiden wenden sich gegen die Bewegungsrichtung der Reihe um und bilden im Gegenzug Tore. Alle anderen folgen in der gleichen Weise.
4. Figur: Als Abschluß Walzer oder Rheinländer.

Becker

Spiele für Senioren Bewegungsspiele

Bewegungsmotorik

Tischtennis

Spieler: 2–4 lebhaft

Material: Tischplatte, Spezialbälle und Schläger

Während sich Tennis nur in Ausnahmefällen für höhere Altersstufen eignet, treten Überanstrengungen beim Tischtennis weniger auf. Geschicklichkeit und Reaktionsvermögen werden hier besonders geübt. Die Technik ist auch leichter erlernbar als beim Tennis. Es kann zu einer gewissen Belastung des Herzens bei Pulsfrequenz von 140 bis 165 Schlägen kommen. Dies entspricht dem Intervalltraining mit kurzen Erholungsphasen, also einer geringeren Belastung als beim Tennis. Gefährdete Menschen sollten aber vorsichtig sein. Natürlich kann Tischtennis auch als harmloses „Sonntagsspiel" geübt werden. Tischtennis kann in der Wohnung, aber auch im Freien wie kaum ein anderer Sport ohne großen Aufwand unabhängig von jeder Jahreszeit ausgeführt werden.

Brügmann

IV. Das tägliche Gymnastikprogramm eines alten (evtl. auch kranken) Menschen

Man braucht (fast) keine Zeit und Kraft, um täglich etwas für seinen Körper und sein Wohlbefinden zu tun. Dieses Programm will zeigen, wie und wann man ein Mindestmaß an gymnastischen Übungen in den Tageslauf einbauen kann, und das bis ins hohe Alter an gesunden und kranken Tagen.

1. Vor dem Aufstehen

- Auf dem Rücken liegend Augen öffnen, im Zimmer umherschweifen lassen, Blick nach oben, unten, rechts, links, in beiden Diagonalen, kreisen lassen rechts und links herum.
- Den ganzen Körper durchdehnen und strecken, kräftig gähnen.
- Alle Gelenke einzeln durchbeugen: Faust öffnen und schließen — Ellenbogen beugen und Strecken — Schultern anheben und fallen lassen — Füße strecken, beugen und kreisen — Knie einzeln beugen und strecken — Kopf anheben und zurücklegen — Kreuz auf die Unterlage drücken und lockern — Knie beugen, Füße anstellen, Knie nach rechts und links fallen lassen.
- Ganzen Körper auf die Seite rollen, langsam Oberkörper aufrichten und abstützen, Beine aus dem Bett heben, zum Sitz kommen — Augen im Zimmer herumschweifen lassen — Beine hin- und perpendeln — festhalten und langsam aufstehen — ruhig einige Schritte im Zimmer auf- und abgehen, evtl. bei geöffnetem Fenster.

2. Beim täglichen Spaziergang (siehe auch I. Teil, Seite 29)

Sich ein Ziel vornehmen, ruhige, gleichmäßige, ausschreitende Schritte machen. Füße auf den Fersen aufsetzen, über Außenkanten und alle Zehen abrollen — Rücken aufgerichtet, Schultern fallen lassen, entspannt — die Arme pendeln frei neben dem Körper (nicht zu früh an den Stock gewöhnen!) — Kopf aufgerichtet mit Blick in die Ferne — einen Blickpunkt anvisieren und auf ihn gezielt zugehen — von Zeit zu Zeit Tempo und Haltung ändern, indem man 50–100 m weit schnellere Schritte macht oder die inneren Handflächen, die normal zum Körper zeigen, nach vorne dreht — Pausen einlegen — Atem normalisieren — Natur betrachten — gute Gedanken haben!

3. Vor dem Fernseher

Stuhl mit rückenstützender Lehne.

- Augen

  Von Zeit zu Zeit Augen ausruhen lassen, schließen, mit den Händen locker abdecken – dann Gymnastik machen, dazu Blick weit nach oben, unten, rechts, links, linke obere Zimmerecke, rechte untere, rechte obere, linke untere und kreisen rechts und links herum – nochmals schließen mit Abdecken.

- Hals, Schultern
  Beim Zuschauen immer mal bewegen – Kopf nach rechts, links, vor, zurück, senken und drehen — Schulter anheben, fallen lassen und kreisen vor und zurück — **Massage der Schulter:** Die linke Schulter wird massiert, indem die rechte Hand sie faßt, sich öffnet und schließt und die Finger kreisende Bewegungen ausführen, besonders am Übergang vom Hals zur Schulter.

- Rücken
  Mehrmals Wirbelsäule aufrichten, Schultern fallen lassen, evtl. die Arme anheben, durchstrecken, strecken und gähnen, Gesäß anspannen, halten, lockern, von einer Seite auf die andere rutschen — Bauch einziehen, halten, lockern.

- Beine, Füße
  Oberschenkel einzeln anheben und senken — Hände falten unter dem Oberschenkel, Unterschenkel leicht im Knie pendeln lassen — Schuhe ausziehen — Fußspitzen anheben, strecken und Zehen krallen und spreizen, Füße im Fußgelenk kreisen, rechts und links herum — **Fußmassage:** Die Ferse des einen Fußes massiert den anderen Oberfuß mit auf und ab führenden Bewegungen von den Zehen bis zum Fußgelenk.

- Hände, Finger
  Handflächen ruhen auf dem Schoß, Fingerspitzen heben und senken, auch im Wechsel — zueinander- und auseinanderführen, jeden Finger einzeln abheben und strecken — **Massage** der einzelnen Finger und Hände: Die eine Hand massiert jedes Fingergelenk der anderen Hand durch kreisende und streichende Bewegungen, auch rechts und links vom Nagel zur Spitze hin. Dann die Mittelhand zwischen Daumen und Zeigefinger nehmen und auf- und abwärts streichen.

- Häufiger aufstehen und einige Schritte hin- und hergehen.

V. Kleine Alltagshilfen (erleichtern das Leben)

1. Das *Erheben vom Stuhl*
Keine zu tiefen Sessel benutzen, die Arme zu Hilfe nehmen. Sie werden nach hinten geführt, von dort mit Schwung vorwärtsfliegen lassen. Den Zeitpunkt des Erhebens dabei findet man schnell heraus.

2. *Schmerzende Knie* durch Belastung nach dem Sitzen verhindert man durch mehrmaliges Hin- und Herpendeln vor dem Aufstehen (angewöhnen!).

3. *Das Bücken* (früh genug beginnen zu üben)
Nie mit steifen Knien den Oberkörper hinunterneigen, so daß das Blut zu Kopfe steigt. Richtig: Knie beugen, Kopf oben behalten, notfalls einen Stuhl zum Abstützen zu Hilfe nehmen.

4. Das *Aufstehen vom Boden* (Hilfsgerät: ein Stuhl)
Seitlich, etwa in Kniehöhe des Liegenden steht der Stuhl. Aus der Seitenlage Oberkörper aufrichten und abstützen mit einer Hand am Boden, der anderen auf dem Stuhlsitz und zum Knien kommen. Jetzt die Füße nacheinander aufstellen, dabei dient der Stuhl als Stütze, Oberkörper langsam aufrichten.

5. Das *Niederlegen auf den Boden* (Hilfsgerät: ein Stuhl)
Seitlich neben der Unterlage steht der Stuhl. In Schrittstellung durch Abstützen auf Lehne und Sitz zum Knien kommen. Will man sich rechts niedersetzen, rechten Unterarm auf dem Sitz abstützen, langsam neben die Unterschenkel setzen und mit der linken Hand rückwärts greifen, um sich auf den Boden zu stützen. Beine ausstrecken, hinlegen, sofort Kissen in den Nacken schieben.

6. Beim *Aussteigen aus Bus* oder Straßenbahn sollte man 2 Hände frei haben (Umhängetasche benutzen), um sich mit beiden auf *einer* Seite (nicht auf beiden) festhalten zu können. So fängt man den Schwung des tiefen Trittes leichter ab.

7. Das *Aufstehen aus dem Bett* macht weniger Schwierigkeiten, wenn man die Knie beugt, die Füße anstellt, das Gesäß etwas anhebt und um einige Zentimeter weiter zur Bettkante hin niederlegt. Jetzt richtet man den Oberkörper auf und schiebt ihn beim Zurücklegen ebenfalls ein Stückchen weiter. Dasselbe mehrere Male, bis man nahe der Bettkante ist und nun die Beine herunterhängen lassen und den Oberkörper aufrichten kann.

8. Das *Einschlafen* gelingt besser, wenn man sich an eine Entspannungslage gewöhnt (siehe S. 102 ff), ein autogenes Training macht oder sich zumindest auf die Zwerchfellatmung (siehe S. 87) konzentriert.

9. *Schwere Beine,* die am Einschlafen hindern, geben Ruhe, wenn man nach dem Hinlegen im Bett erst das eine, dann das andere 2 Minuten lang senkrecht nach oben hält.

10. *Beim Tragen* von schweren Dingen, z. B. Kohleneimer, Einkaufstaschen, Paket usw. erst tief einatmen, dann Gegenstand anheben. Wenn dabei das Gewicht des Gegenstands noch nach hinten verlagert wird (z. B. Henkel der Einkaufstasche nicht in der Mitte, sondern vorne am Griff anfassen), ist die Last um einiges leichter.

11. *Unsicherheit auf der Treppe* hat schon manchen zu Fall gebracht. Beim Hinabsteigen ist ein vorsichtiges Tasten ohne Brille evtl. sicherer als mit geteilten Brillengläsern auf der Nase.

12. Macht das *Zuschnüren der Schuhe* Mühe, helfen oft Schnürbänder aus Gummi.

13. *Rückenschmerzen* bei der Hausarbeit kann man vorbeugen, wenn man darauf achtet, die Wirbelsäule gleichmäßig zu belasten; d. h. immer auf beiden Füßen stehen!

14. Bei *schmerzenden und kalten Händen und Füßen* wirken Finger- und Fußübungen (nur einseitig!) im warmen Wasser oft Wunder (siehe auch **Eigenmassage).**

15. Bei *Wadenkrämpfen im Liegen* hilft oft schon eine bezogene Kiste am Fußende des Bettes, gegen die der Fuß nachts aufgerichtet ruhen kann.

16. Durch *Eigenmassage* (siehe Übungsprogramm) erreicht man eine stärkere Durchblutung der Gelenke und Muskeln und regelmäßig angewendet Schmerzlinderung.

17. Das ständige *Suchen der Brille* oder anderer Gegenstände hört auf, wenn man sie nach jeder Benutzung konsequent an einen eigens für sie erdachten Platz legt. Dieses einige Zeit bewußt getan, entlastet später das Gehirn, und das An-den-rechten-Platz-legen geschieht automatisch.

18. *Verlorengegangene Namen* von Bekannten fallen schneller ein, wenn man das Suchen aufgibt. Schon nach kurzer Zeit sind sie meistens dann parat. Sich ärgern hemmt, aber hilft nicht!

Literaturverzeichnis

Becker, Brigitte: Seniorenspiele, Wehrheim 1976, Verlag Gruppenpädagogischer Literatur.

Brügmann, Eberhard, Dr. Dr. med.: Sport für ältere Menschen, München 1974, Goldmann Verlag, Das wissenschaftliche Taschenbuch, Medizin Me-40.

Deutscher Sportbund: Sport und Spiel für Ältere, Frankfurt 1975.

Eberlein, Gisela, Dr. med.: Wasser-Gymnastik, Übungen zur Entspannung im Wasser, Düsseldorf 1971, Lebenskunde-Verlag.

Henke, Renate: Gymnastik für Gesunde und Kranke, Ratgeber für ein langes Leben, Hrsg. Nina und René Leudesdorff, Heft 3, Burckhardhaus-Verlag.

Imobersteg, Marianne: Mitmache – gsund bliibe, Turnkurse für die ältere Generation, Vereinigung für Altersturnen Bern, Schweiz, Stiftung für das Alter.

van der Laan, Tim F.: Gymnastik im Alter, Freiburg 1972, Lambertus-Verlag.

Kohlrausch, Wolfgang, Prof. Dr. med.: Rheuma-Gymnastik, Stuttgart 1966, Gustav Fischer-Verlag.

Hocker-Gymnastik, Stuttgart 1967, s. o.

Rauch, Edith: Yoga für ältere Menschen, Freiburg 1974, Verlag Hermann Bauer KG.

Scharll, Martha: Aktiv im Alter durch Gymnastik, Stuttgart 1972, Thieme-Verlag.

Dritter Teil

Seniorentanz

von Ilse Tutt, Tanzpädagogin

Die Autorin des Dritten Teils: „Der Seniorentanz"

Ilse Tutt, Tanzpädagogin

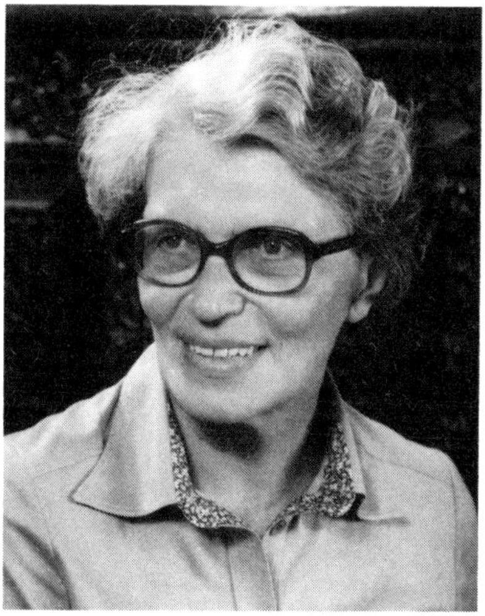

Frau Ilse Tutt, Jahrgang 1911, ist seit ihrer frühen Jugend aktive Leichtathletin. Auch heute ist sie ganz dabei, wenn es darum geht, durch Bewegung an der frischen Luft und wenn nicht anders möglich, in der Halle fit zu bleiben für ihren sehr seltenen, aber so wichtigen Beruf: Tanzpädagogin für den Seniorentanz.

Ihre persönliche Entwicklung, ihre Vorbildung, haben sie für diese berufliche Sparte zur Spezialistin werden lassen. Sie konnte ihre pädagogischen Fähigkeiten als Lehrerin im Schuldienst entwickeln und war 10 Jahre lang Leiterin von Tanzgruppen von Kindern, Jugendlichen und Erwachsenen. An der Volkshochschule Koblenz sorgte sie für weitere tänzerische Aktivitäten der großen Teilnehmerzahl und gründete schließlich die „Landesarbeitsgemeinschaft Tanz, Rheinland-Pfalz" im „Arbeitskreis für Tanz im Bundesgebiet". Ihre Kenntnisse, die sie auch in diesem Buch durch diesen praxisnahen Beitrag dem Interessierten weitergeben will, kann sie als Dozentin für Musik und Rhythmus an der Altenpflegeschule Koblenz-Karthause in täglichem Kontakt mit den Angesprochenen auf dem neuesten Stand halten. Frau Ilse Tutt ist (wie diese kurze Autorenvorstellung zeigen soll) keine blasse Theoretikerin, sie schöpft aus eigener Erfahrung, die immer wieder neu befruchtet wird durch ihre bleibenden Aktivitäten in Diskussion und praktischer Seniorenarbeit auf dem Sektor „Tanz". So ist sie seit Bestehen der Sektion „Seniorentanz" auch deren Leiterin. Sollten Sie über ihren hier gebrachten Beitrag hinausgehende Fragen an die Autorin haben, wenden Sie sich bitte an den Verlag, der Ihnen den Kontakt zu Frau Tutt gerne vermitteln wird.

Ihr Buch „Gesellige Tänze für alt und jung" ist soeben erschienen und auch über den Verlag zu beziehen.

Tanzen ist eine Form aktiver Betätigung, die den ganzen Menschen erfaßt, die sowohl seine körperlichen wie seine seelisch-geistigen Kräfte in Bewegung bringt.

Noch bis vor wenigen Jahren wurde das Tanzen überwiegend als ein Vorrecht der Jugend angesehen. Nur wenige ältere Menschen suchten und fanden bis in die reiferen Jahre hinein die Möglichkeit, aktive Tänzer zu bleiben. Das hat sich wesentlich geändert, seitdem der „Seniorentanz“ entdeckt wurde.

Dieser Seniorentanz hat sich seit den Anfängen im Jahre 1974 mit einer Geschwindigkeit über die gesamte Bundesrepublik verbreitet, die die Urheber selbst überraschte. Früher hatten wohl da und dort einige Tanzleiter mit älteren Menschen getanzt, die schon seit ihrer Jugendzeit in Tanzgruppen zusammengeschlossen waren. Sie blieben jedoch auf ihren Kreis beschränkt. Ihnen fiel auch das Tanzen in Formen außerhalb des Gesellschaftstanzes nicht schwer, weil sie ständig in der Übung geblieben waren. Als dann zu Beginn der siebziger Jahre einige Tanzleiter anfingen, in Altenheimen zu tanzen, stand die Allgemeinheit ihnen zweifelnd und verständnislos gegenüber.

Zuerst wurde in einem Altenheim in Koblenz auf Anregung einer 90jährigen Dame experimentiert: Welche Tänze sind möglich in einem Kreis, dessen jüngste Tänzerin 70 Jahre ist? — Es bildete sich eine ständige Gruppe von älteren Menschen, denen das Tanzen echte Freude bereitete. Presse und Funk wurden aufmerksam. Und dann begann eine Bewegung, die nicht aufzuhalten war. Es war ein echtes Bedürfnis angesprochen worden. Anders läßt sich die schnelle Verbreitung des Seniorentanzes nicht erklären.

Heute lächelt niemand mehr, wenn er das Wort „Seniorentanz“ hört. Man hat nichts mehr einzuwenden gegen die Tatsache, daß auch ältere

Menschen tanzen, wenn auch eine weitverbreitete Vorstellung darauf hinausläuft, Seniorentanz sei nur ein im Tempo verlangsamter Gesellschaftstanz.

Es fanden sich schnell Mitarbeiter, die aktiv und anleitend zu arbeiten fähig waren. Sie schlossen sich zusammen und bildeten eine Sektion im „Arbeitskreis für Tanz im Bundesgebiet", einem freiwilligen Zusammenschluß von Persönlichkeiten aus den verschiedenen Bereichen des Tanzes. Die Sektion nannte sich Sektion „Tanzen mit Senioren". Es wurde zuerst wirklich mit Senioren getanzt. Heute hat sich aus der Praxis im Tanzen mit älteren Menschen ein neuer Begriff gebildet: „Seniorentanz". Mit diesem Wort verbindet sich eine feste Vorstellung, so daß man bereits vor einer eigenen Tanzdisziplin sprechen kann. Deshalb ist der Name Sektion „Seniorentanz" durchaus gerechtfertigt. Im folgenden soll versucht werden, die Vorstellung zu umreißen, die sich mit diesem Begriff verbindet.

Die Arbeit der Sektion beginnt mit dem Sammeln und Sichten von Tanzformen, die für ältere Menschen geeignet schienen. So mußte der Tatsache Rechnung getragen werden, daß ein älterer Mensch weder

Sitzpolka

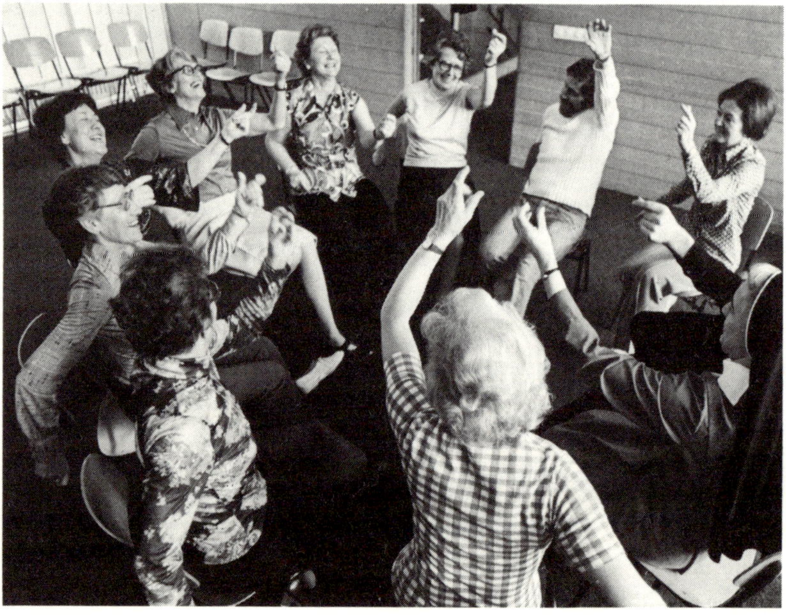

schnelle Drehungen noch komplizierte Schrittfolgen ausführen kann. Das Tempo der Tänze mußte den Möglichkeiten dieser Altersstufe angepaßt werden. Weiterhin besteht die Tatsache, daß in dieser Altersgruppe eine größere Zahl von Damen einer bedeutend geringeren Anzahl von Herren gegenübersteht. Also mußten Tänze mit gleichberechtigten Partnern gefunden werden, in der die männliche Führungsrolle, wie sie im Gesellschaftstanz üblich und nötig ist, nicht verlangt wird. Ein anderes Kriterium kommt dazu: Der ältere Mensch neigt oft zur Isolation. Dem wirkt der Partnerwechsel der meisten Seniorentänze entgegen, der schnell Kontakte zu anderen Tanzenden herstellt.

Innerhalb dieser Grenzen wurden Tanzformen gesucht. Es fanden sich über 60 Tänze, die zwar nicht alle für jede Gruppe geeignet sind, die aber für verschiedene körperliche und geistige Voraussetzungen eine Auswahl bieten.

Seniorentänze lassen sich zu Gruppen zusammenfassen:

Sitztänze werden auf der Stuhlkante sitzend getanzt. Sie geben ängstli chen, besonders auch Behinderten das Bewußtsein, dabei zu sein und sich doch völlig sicher auf dem Stuhl zu fühlen.

Tanzspiele sind ganz leichte Tanzformen, die zum sofortigen spielerischen Mittun anregen.

Modetänze werden einzeln nach moderner Musik getanzt. Sie schließen die Möglichkeit zur schöpferischen Gestaltung ein, da man nicht auf einen Partner Rücksicht nehmen muß.

Mixer sind aus verschiedenen Figuren zusammengemischt und haben durchweg Partnerwechsel. Diese Form kam aus den USA.

An Folklore angelehnte Tanzformen aus Deutschland, England usw. sind zahlreich vertreten.

Einfache Formen aus dem Gesellschaftstanz kommen dazu.

Alle Seniorentänze stehen nicht unter „Denkmalschutz". Sie können nach den Notwendigkeiten der Gruppe abgeändert werden. Es hat sich dadurch eine erfreuliche Vielfalt entwickelt, neue schöpferische Ideen wurden gestaltet — ein Zeichen für lebendiges Wachstum. Dennoch ist kein unorganischer „Wildwuchs" entstanden. Entgegen allen Erwartungen hat die Praxis auch gezeigt, daß Seniorengruppen aus völlig verschiedenen Gegenden mit ganz anders arbeitenden Tanzleitern bei gelegentlichen Treffen gut zusammen tanzen können.

In der Sektion wurde weiterhin eine Methodik entwickelt zum Lehren der Seniorentänze, die den Besonderheiten dieser Tänzer(innen) Rechnung trägt. Diese „Hilfen für Tanzleiter" werden von vielen Tanzleitern, die noch nicht über eine lange Erfahrung verfügen, als wertvolle Hinweise begrüßt.

Musik und Tanz gehören zusammen. Eine geeignete Musik ist wichtig zum Tanzen, weil sie Antrieb und Impuls gibt. Volkstümlich ausgedrückt: Tanzmusik muß „in die Beine fahren". Die für Senioren passende Musik mußte gefunden werden. Ältere Menschen haben eine Vorliebe für harmonische, wohlklingende Musik, die trotzdem auch modern sein darf, Schlager eingeschlossen (wobei die Schlager aus den zwanziger Jahren ganz besonders beliebt sind!).

Mit Schallplattenfirmen wurde erfolgreich verhandelt über die Herstellung geeigneter Schallplatten. Zwei Hefte mit Tanzbeschreibungen entstanden.

Es zeigte sich jedoch, daß die beste Tanzbeschreibung nicht ohne praktische Anleitung zum erwünschten Erfolg führen kann. (Ebensowenig wie man nach einem Kochbuch allein das Kochen erlernen kann!) Daher werden laufend in Kursen Tanzleiter für Seniorentanz ausgebildet. Die Sektion organisiert Grundlehrgänge, Wiederholungslehrgänge und Aufbaulehrgänge. Das Lehrprogramm umfaßt: Praxis des Seniorentanzes, methodische Hinweise, Erfahrungsaustausch aus der Gruppenarbeit, Fachreferate von Wissenschaftlern.

In diesen Lehrgängen wurden seit 1974 ca. 2000 Tanzleiter für „Seniorentanz" ausgebildet, die in den verschiedensten Gruppen arbeiten. Die fünf großen Caritativen Verbände haben die aktivierende Wirkung des Seniorentanzes erkannt und schicken ihre Mitarbeiter. Die Sozialämter trennen sich allmählich von der „Kaffee- und Kuchen-Vorstellung", in der man bis vor kurzer Zeit fast die einzige gesellige Betreuungsform für ältere Bürger sah. Einige Altenpflegeschulen haben bereits für ihre Schüler die Möglichkeit geschaffen, den Seniorentanz kennenzulernern. So können wir feststellen, daß es um die Mitte des Jahres 1977 in der Bundesrepublik ca. 40 000 tanzende Senioren gibt. (Diese Zahl ist eher zu niedrig als zu hoch, da viele Seniorentanzgruppen mehr als 20 Teilnehmer haben, und manche Tanzleiter mehrere Gruppen betreuen.)

Eine erfreuliche Tatsache ist zu verzeichnen: Der Teilnehmerkreis der Senioren-Tanzlehrgänge verjüngt sich. Waren es zuerst vorwiegend

Leiter von Altenclubs und Seniorengruppen in Altenheimen, die Seniorentanz einführen wollten, so kommen heute zu den Lehrgängen viele Tanzleiter, die in Volkshochschulen, in Mütterschulen, in Ehepaarkreisen der Kolpingsfamilie, in Landfrauengruppen u. a. das Tanzen lehren wollen. Sie greifen gerne nach den „Seniorentänzen", weil sie leicht erlernbar und vor allem, weil sie gesellig sind.

Auf einem Gebiet ist die Bundesrepublik allerdings noch ein unterentwickeltes Land. Während aus den USA Berichte vorliegen, daß sich Fachärzte mit dem Thema „Tanztherapie" beschäftigen, da auffallende Heilerfolge erzielt wurden durch das Zusammenwirken von Ärzten und Tanzpädagogen besonders bei der Behandlung von psychisch Gestörten, ist es bei uns noch sehr still auf diesem Sektor. Man darf von Bewegungstherapie, von Arbeitstherapie, von Beschäftigungstherapie sprechen. Würden wir allerdings von „Tanztherapie" sprechen, so zögen wir wahrscheinlich den Unwillen der Fachwissenschaftler auf uns. Ergänzend dazu kommen Nachrichten aus dem anderen Deutschland. Dort finden in Abständen Fachärztekongresse statt, auf denen die Methoden und die Ergebnisse der tanztherapeutischen Einwirkung wissenschaftlich diskutiert werden. Dort wird z. B. der Tanz als wesentlicher Helfer in der Therapie eingesetzt in Rheuma-Krankenhäusern, bei psychisch Gestörten und in Rehabilitationszentren. Die dabei verwendeten Tanzformen ähneln unseren Seniorentänzen. Sie sind von Fall zu Fall noch vereinfacht. — Trotz dieses Rückstandes geben wir die Hoffnung nicht auf, daß auch in der Bundesrepublik eines Tages die Fachärzte auf das Phänomen Tanz aufmerksam werden. Unsere Hoffnung stützt sich auf die Tatsache, daß sowohl in den USA wie auch im anderen Deutschland der Anstoß zur Behandlung solcher Kranken von Tänzern gegeben wurde, also von Menschen, die kein Fachstudium Medizin absolviert haben.

Einen unerwarteten Erfolg haben wir seit etwa einem Jahr zu verzeichnen: Die Berufstanzlehrer sind auf unsere Art zu tanzen aufmerksam geworden. Die Tanzschulen sollen zu „Zentren heiterer Geselligkeit" werden. Die „Alten tanzen wieder mit" — „Paare hüpfen im Kreis, marschieren sternförmig aufeinander zu". „Das Ganze gehört zu der neuen Sorte von Gruppen-, Spiel- und Partytänzen, mit denen die Tanzlehrer der Bundesrepublik in dieser Saison Gesellschaften auflockern oder beispielsweise Kurgäste zu geselligen und gleichzeitig gesundheitsförderndem Tanzen anregen wollen" (zitiert aus dem „Mindener Tageblatt" vom 12. März 1977).

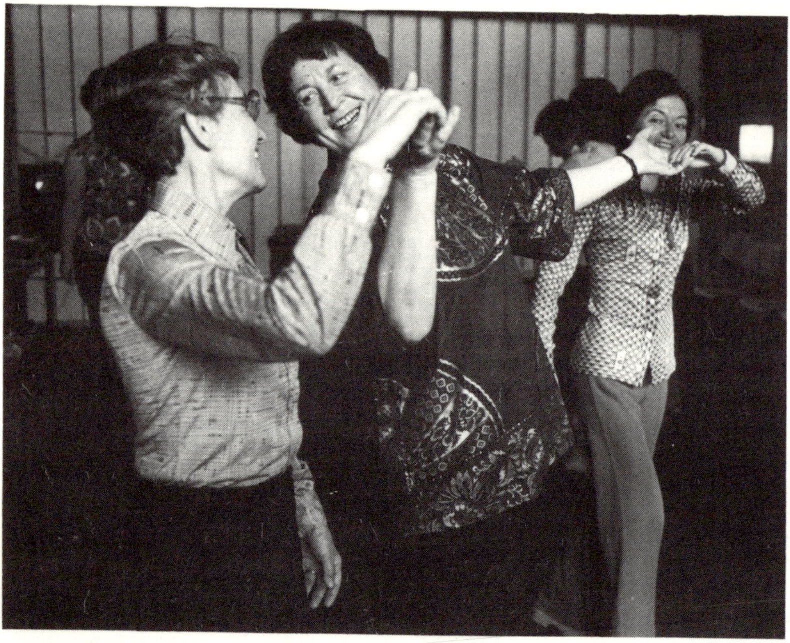

Geselliges, gesundheitsförderndes Tanzen

Das ist eine sehr erfreuliche Auswirkung unserer Arbeit. Diese Tänze (jetzt neu aufgezeichnet auf einer LP und in einem Tanzbeschreibungsheft) sind zu einem großen Teil die geselligen Tanzformen, wie sie im „Arbeitskreis für Tanz im Bundesgebiet" seit über 20 Jahren getanzt wurden. Die weitreichende Arbeit der Sektion „Seniorentanz" hat plötzlich den Gehalt dieser Tänze für einen großen Kreis von Fachleuten sichtbar gemacht, und sie übernahmen eine beträchtliche Zahl dieser Folkloretänze.

Nun ist an diesem Vorgang nichts Außergewöhnliches festzustellen. Es hat schon immer in der Geschichte des Tanzes eine gegenseitige Beeinflussung zwischen dem Tanz des Volkes (heute „Folklore" genannt) und dem höfischen oder bürgerlichen Gesellschaftstanz gegeben. Wir sind erfreut, daß wir eine solche Phase der Entwicklung miterleben dürfen, und daß wir ein wenig dazu beigetragen haben.

Zum Schluß noch etwas über das Wesen des Tanzes:

Um die Wirkung des Tanzes auf Gesunde wie auch auf Kranke verstehen zu können, muß man in das Wesen des Tanzes einzudringen versuchen. Schon die oft von Tanzschriftstellern verwendete Bezeichnung „Phänomen Tanz“ deutet an, daß hier etwas vorhanden ist, was schwer mit Worten erfaßt werden kann.

Tanz ist keineswegs mit dem Begriff „Amüsement“ gleichzusetzen, wie das heute noch weithin üblich ist. Auch die Einordnung von Tanz als „erotischem Übungsfeld für die Jugend“ erfaßt nur ein Teilgebiet seines Wesens. In den Leistungssport läßt sich der Tanz nur schwer einordnen, da er nicht mit Stoppuhr und Bandmaß zu messen ist. Die Frage stellt sich: *Was ist Tanz?*

Die Antwort kann nur andeutungsweise gegeben werden. Tanz ist echtes Bildungsgut. Er erfaßt den Menschen nicht nur körperlich, sondern auch geistig-seelisch.

Er ist nicht nur eine „geordnete, rhythmisch verlaufende Körperbewegung . . . Es kommt noch ein weiteres Element hinzu: Das seelisch-geistige Erleben des Zweckfreien, Festlichen . . . Gerade eine Beschäftigung mit den Tanzmöglichkeiten älterer Menschen führt zwangsläufig zum Nachdenken über das eigentliche und eigene Wesen des Tanzes zurück. Menschenbildung kann der Tanz nur dann bewirken, wenn er, selber aus allen Fesseln befreit, Glück, Erfüllung und Freiheit zu schenken vermag.“ (Helmut Günther)

Läßt sich das Wesen des Tanzes nur schwer durch Worte erfassen, so läßt er sich doch erleben. Wer selbst nie getanzt hat, der kann schwerlich in das Wesen des Tanzes auch nur ein Stück eindringen. Immer ist Tanz ein Zusammenwirken von körperlicher Bewegung und seelisch-geistigem Mitschwingen, eine ständige Wechselwirkung. Der „Seniorentanz“ umfaßt nur ein Teilgebiet der vielfältigen Erscheinungsformen des Tanzes. Aber bei Senioren läßt sich die Wirkung des Tanzens leichter erkennen als bei anderen Altersgruppen. (Vielleicht noch Kindergruppen ausgenommen. Wobei es nicht um eine gleichgeordnete Einstufung von Seniorentanz und Kindertanz geht, sondern nur um die unbefangene Ausstrahlung.) Man wird sich unter „Seniorentanz“ erst dann etwas vorstellen können, wenn man die Ausstrahlung von Freude und Gelöstheit einmal selbst erlebt hat, die von tanzenden Senioren ausgeht.

Sie vergessen den Alltag, die Mühen der körperlichen Alterserscheinungen, sie fühlen sich den anderen Tanzenden zugehörig, ihr Selbstvertrauen hebt sich, ihr heiteres Gesicht wirkt jünger. Die Senioren selbst machen meist im Laufe der Zeit die Entdeckung, daß sie nicht mehr die abwartend-passive Rolle des alten Menschen spielen, die ihnen die Gesellschaft zugedacht hatte, sondern daß sie tätiger und aktiver in ihrem Leben stehen. Das Tanzen trägt bei vielen älteren Menschen nicht unerheblich zu dieser aktiven Einstellung bei.

Dabei müssen wir jedoch deutlich sagen: Tanzen ist kein Allheilmittel. Aber es hilft mit, die „große Freizeit" zu einem gehaltreichen, befriedigenden Lebensabschnitt, zu einem tätigen Ruhestand zu gestalten.

Stichwortverzeichnis